血液循环与人类健康

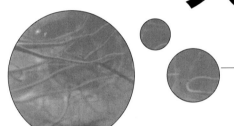

主编　王业富

U0250475

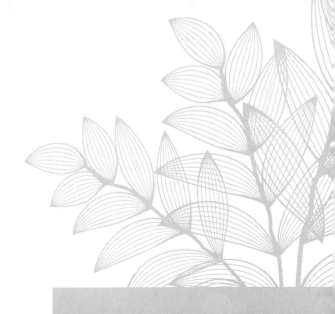

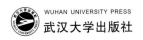

WUHAN UNIVERSITY PRESS

武汉大学出版社

图书在版编目(CIP)数据

血液循环与人类健康/王业富主编.—武汉:武汉大学出版社,2018.4
(2023.7 重印)

ISBN 978-7-307-20062-3

Ⅰ.血⋯ Ⅱ.王⋯ Ⅲ.血液循环—关系—健康 Ⅳ.①R331
②R193

中国版本图书馆 CIP 数据核字(2018)第 043980 号

责任编辑:鲍　玲　　责任校对:李孟潇　　版式设计:马　佳

出版发行:**武汉大学出版社** 　(430072　武昌　珞珈山)

　　　　(电子邮箱:cbs22@whu.edu.cn　网址:www.wdp.com.cn)

印刷:武汉中科兴业印务有限公司

开本:720×1000　1/16　印张:11.25　字数:109 千字　插页:2

版次:2018 年 4 月第 1 版　　2023 年 7 月第 2 次印刷

ISBN 978-7-307-20062-3　　定价:30.00 元

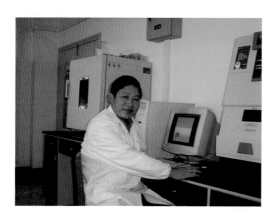

　　王业富，原武汉大学生命科学学院教授、博士生导师，病毒学国家重点实验室PI。王业富教授作为生命科学领域的科研骨干，多年来致力于生物医药产品及病毒分子诊断与治疗技术研究，其研究成果具有创见性、开拓性。先后承担国家科技重大专项、"973"计划、"863"计划、国家科技支撑计划和湖北省、武汉市各类科研项目30余项。在国际国内重要学术刊物上发表学术论文60余篇，其中SCI源刊30余篇。获授权专利31项，获得多项国家级和省部级科技奖项。同时，王业富教授注重"产学研"结合，积极推进科技成果产业转化工作。先后创办湖北真福医药有限公司、武汉真福创新生物制药有限公司、武汉真福医药股份有限公司、武汉瑞法医疗器械有限公司等多家创新型生物科技企业，开展关于心脑血管医药和健康产品、血液净化吸附柱等系列产品的研发、生产和销售。

　　王业富教授创办的湖北真福医药有限公司针对心脑血管疾病防治方面，开发的枯草杆菌纤溶酶已突破分离纯化技术瓶颈，为成功开发创新型溶栓药物奠定基础。枯草杆菌纤溶酶溶栓新药的开发对我国心血管重大疾病的防控具有重要意义，并且具有广阔的市场空间和较大的经济价值。

　　王业富教授立足生物医药技术行业前沿，引领研发团队不断创新，攻克技术难关，研发多项核心技术处于国际先进、国内领先水平，并填补了国内技术空白。王业富教授和研发团队以市场需求为导向、自主创新为动力、造福社会为使命，为实现"努力让国人多活十年"的美好愿景而不懈努力！

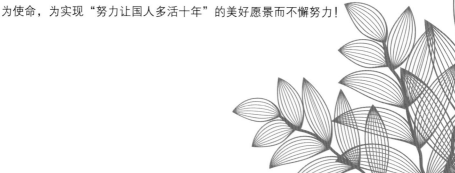

前　言

　　2017 年 10 月 18 日，习近平总书记在中国共产党第十九次全国代表大会的报告中指出，实施健康中国战略，人民健康是民族昌盛和国家富强的重要标志。坚持预防为主，深入开展爱国卫生运动，倡导健康文明生活方式，预防控制重大疾病。支持社会办医，发展健康产业。积极应对人口老龄化，构建养老、孝老、敬老政策体系和社会环境，推进医养结合，加快老龄事业和产业发展。

　　2016 年，世界卫生组织发布的《中国老龄化与健康中国评估报告》指出，中国人口老龄化进程正在加速发展，2015 年中国 60 岁以上老年人口为 2.22 亿，占比 15.8%，而到 2040 年将增加到 4.02 亿，占比 28%。与人口老龄化相关的主要问题之一就是慢性疾病负担随之增加。在 2012 年，中国 60 岁及以上人口中有近 80% 死于非传染性的慢性疾病，预计到 2030 年，慢性非传染性疾病的患病率将至少增加 40%。而在所有慢性非传染性疾病当中心脑血管疾病患病率远远超过其他慢性疾病。

中国卫生部国家心血管病中心颁布的《中国心血管病报告 2016》指出，我国心脑血管疾病患病率仍处于持续上升阶段，推测总患病人数为 2.9 亿。2015 年心脑血管疾病死亡率仍居首位，远高于肿瘤及其他疾病。农村心脑血管疾病死亡率为 298.42 人/10 万，城市心脑血管疾病死亡率为 264.84 人/10 万，总死亡人数接近 500 万。农村和城市心脑血管疾病分别占疾病死亡构成的 45.01%与 42.61%，其中脑血管疾病是中国男性和女性的死亡首因。

虽然 50 岁以上的中老年人是心脑血管疾病的患病主体，但是随着社会经济的高速发展，不断加大的工作压力以及不健康的生活方式，导致心脑血管疾病患病的年轻化趋势愈加明显。心脑血管疾病作为重大慢性疾病已经成为国民健康与社会发展的严重威胁，制约健康中国战略的实施。预防和控制心脑血管疾病刻不容缓。

"健康是人生的第一财富"（爱默生），"没有健康，便没有生活上真正的快乐"（卢梭），"健康不是一切，但没有健康就没有一切"（吴阶平）。为了帮助广大读者朋友了解和战胜心脑血管疾病，并且加大对健康的重视，我们编写了本书。本书系统地介绍了血液循环与心脑血管疾病的关系、心脑血管疾病的现状、心脑血管疾病的根源、心脑血管疾病的治疗及防控措施。作为重大慢性疾病的心脑血管疾病，应该以预防为主，建立完善的预防措施，开发有效的预防用保健食品和药物。通过阅读此书，您不仅可以全面地了解心脑血管疾病及其防控知识，还可以了解到枯草杆菌纤溶酶作为新一代口服溶栓药物在心脑血管疾病的预防和治疗方面的功效。枯草杆菌纤溶酶具有巨大的应用前景和社会意义，必能为提高国民健康和实施健康中国战略贡献力量。

王业富

原武汉大学　教授/博士生导师

湖北真福医药有限公司　董事长

目　　录

第一章　血液循环与心脑血管疾病 …………………………… 1

　第一节　血管　人体内第一大器官 ………………………… 3

　第二节　血液循环不畅导致的心脑血管疾病 ………… 7

　第三节　心脑血管疾病的发病特点 ………………………… 8

　第四节　我国庞大的心脑血管疾病"后备军" ……… 9

第二章　心脑血管疾病概述 …………………………………… 13

　第一节　心脑血管疾病面临的严峻现状 ……………… 15

　第二节　心脑血管疾病的危险因素和成因 ………… 20

　第三节　心脑血管疾病的早期症状 ……………………… 22

　第四节　心脑血管疾病的十大误区 ……………………… 23

第三章　血管不通引发的重大疾病 ………………………… 29

　第一节　血管不通引发的重大心脑血管疾病 ……… 31

　第二节　血管不通与"三高症"密切相关 ………… 41

第三节　血管不通引起的其他疾病 …………… 44

第四章　血管不通的罪魁祸首——血栓 …………… 55

第一节　血栓导致的血管不通 …………… 57

第二节　血栓为什么会形成 …………… 59

第三节　血栓的分类 …………… 60

第四节　血栓的调控机制 …………… 60

第五节　溶解血栓的关键——纤溶酶 …………… 69

第五章　心脑血管疾病重在预防 …………… 73

第一节　合理膳食 …………… 75

第二节　合理安排工作，保持心态平衡 …………… 79

第三节　养成良好的生活习惯 …………… 82

第四节　合理安排运动，控制体重 …………… 84

第五节　接受健康教育，定期体检 …………… 87

第六章　心脑血管疾病的诊断及治疗手段 …………… 91

第一节　针对心脑血管疾病早期检查的建议 ……… 93

第二节　心脑血管疾病的诊断 …………… 101

第三节　现代心脑血管疾病的治疗手段已不能满足

人类的需要 …………… 121

第四节 现代心脑血管疾病治疗药物引发的

　　　　 副作用 ……………………………………… 130

第七章 枯草杆菌纤溶酶——征服心脑血管疾病的

　　　　 新希望 ……………………………………… 145

　第一节 枯草杆菌纤溶酶药物开发背景 …………… 147

　第二节 新型口服溶栓药物——枯草杆菌

　　　　 纤溶酶 ……………………………………… 149

　第三节 纳豆与纳豆激酶 ………………………… 151

　第四节 枯草杆菌纤溶酶 ………………………… 154

附录 …………………………………………… 165

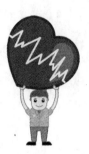

第一章
血液循环与心脑血管疾病

第一节　血管　人体内第一大器官

1.1　血管

除毛发、指（趾）甲、角膜、牙质及上皮细胞这些部位外，血管遍布人体全身。如果将人体所有的血管首尾相连，长度可达 9.6 万千米，可绕地球 2.5 圈！

血管是血液流动的管道，分为动脉、静脉和毛细血管三种。动脉起自心脏，不断分枝，口径渐渐变细，管壁渐渐变薄，最后分成大量的毛细血管，分布到全身各组织和细胞之间。毛细血管再逐渐汇合成静脉，最后返回心脏，如图 1.1、图 1.2 所示。动脉和静脉是输送血液的管道，而毛细血管则是血液与组织进行物质交换的场所。

随着血管内分泌概念的提出和分子生物学的崛起，人们对血管在人体功能的调节以及多种疾病发病中的作用，提出了新认识。目前认为，血管是一种复杂而完整的器官，它本身能够合成和分泌许多生物活性物质，调节其他多种组织器官的新陈代谢和功能的实施，甚至参与调控这些组织器官的生长发育和病理变化。

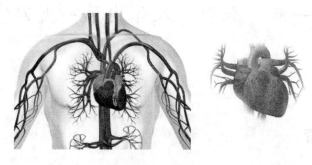

图 1.1 心脏

（图片来源：http：//shequ. docin. com/app/teamMessage/showTeamTalk？cardId＝1074795 &talkNum＝1&teamId＝3346）

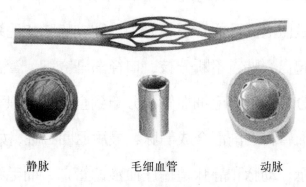

静脉　　　　　　毛细血管　　　　　动脉

图 1.2 静脉、毛细血管、动脉

（图片来源：http：//tangshan. 114chn. com/NewsHtml/130200/news130519000018. htm）

1.2　血液

血液是流动在心脏和血管内的不透明红色液体，其在心脏的推动下不断循环流动。血液是人体的生命之源，在人的生命长河中永不知疲倦地奔走、耗损、再生，同时还向人体的各部分器官和组织输送营养物质。血液还是人体的健康晴雨表，当人体某些器官发生生理和病理变化时，通常会引起血液成分的改变。因此，临床上常常需要通过检查血液成分是否发生变化来诊断疾病是否发生。

血液由血浆和血细胞组成，如图 1.3 所示。近年来，已知的血浆蛋白质有两百多种，有些蛋白质的功能尚未阐明。若按功能进行分类，可分为以下 8 类：①凝血系统蛋白质，包括 12 种凝血因子；②纤溶系统蛋白质，包括纤溶酶原、纤溶酶、激活剂及抑制剂等；③补体系统蛋白质；④免疫球蛋白；⑤脂蛋白；⑥血浆蛋白酶抑制剂，包括酶原激活抑制剂、血液凝固抑制剂、纤溶酶抑制剂、激肽释放抑制剂、内源性蛋白酶及其他蛋白酶抑制剂；⑦作为与各种配体结合的载体，起运输功能；⑧未知功能的血浆蛋白质。

1.3　血液循环的作用

人体内部的血液循环主要有以下作用：

①运输作用：营养物质、氧、代谢产物、激素以及进入

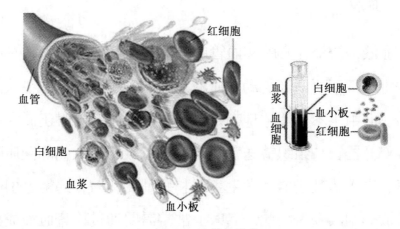

图 1.3 血液的组成

（图片来源：http：//www. xuekang. net/Html/jianjie/jk/331643773. html

http：//baike. sogou. com/h6375433. htm）

血液的药物等都要通过血液运输。

②缓冲作用：血液中的碳酸氢钠、碳酸、磷酸氢二钠、磷酸二氢钠、蛋白质以及红细胞中的血红蛋白等缓冲物质都有缓冲酸、碱的作用，酸性或碱性的物质进入血液，都能通过缓冲物质的作用使血液的 pH 值不致发生较大幅度的波动。

③防御功能：血液中的白细胞和各种免疫物质如免疫球蛋白、补体、抗毒素、溶菌素等，对机体有保护作用。

④生理止血功能：血液中有血小板、凝血因子等，当毛细血管破损后，血液流出自行凝固，起到止血的作用。

⑤调节功能：通过运输激素，实现体液性调节。

⑥液压功能：血液成分或循环出现问题时，可导致下游组织不能有效运作。"局部缺血"指身体某些部位得不到足够的血液流通。心脏的泵血功能使血液流进肺部及其他器官，重力及肌肉活动亦帮助血液流回心脏再循环运行。

第二节　血液循环不畅导致的心脑血管疾病

胚胎最早发生作用的系统是心血管系统。由于人类的卵黄囊缺少卵黄，几乎不能为胚胎的发育提供营养，所以，早在胚胎发生的第三周末期，血液循环就已经开始，使得胚胎能够通过母体获得营养和氧气。到第 7~8 周时，心房和心室结构已经形成，胎儿的心脏结构也基本完成。心脏提供动力，血管起运输作用。通过心脏有节律的收缩与舒张作用，从而推动血液在血管中按照一定的方向不停地循环流动，此过程称为血液循环。

血液循环是机体生存最重要的生理机能之一。通过血液循环，血液得以实现其全部机能，并随时调整和分配血量，以与活动着的器官和组织的需要相适应，从而保证机体内环境的相对稳定和新陈代谢的正常进行。

血液循环的主要功能是完成体内的物质运输。血液循环一旦停止，机体各器官组织将因失去正常的物质转运而发生新陈代谢障碍。同时，体内一些重要器官的结构和功能将受到损害。例如，对缺氧敏感的大脑皮层，只要大脑中血液循环停止 3~4 分钟，人就会丧失意识；血液循环停止 4~5 分钟，半数以上的人会发生永久性的脑损害；血液循环停止 10 分钟，即使不是全部智力毁掉，也会毁掉绝大部分。临床上在进行心脏外科手术时，也会采用体外循环方法保持病人周身血液不停地流动。

血液循环不畅导致血管堵塞，使得血液各类物质运输受阻。心脏是人体的"发动机"，大脑是人体的"司令部"。一旦血液供应不足，心脏和大脑出了问题，就会引发心脑血管疾病，且按照现在世界上的医学科技水平，很难完全治好。患者是"三多一少"——自己受罪多、连累儿女多、花钱多、完全康复可能性小。所以，人一旦得了心脑血管疾病，就绝不是小事！

第三节　心脑血管疾病的发病特点

心脑血管疾病属于慢性病，早期大多没有症状，危险慢慢积累多年，到一定程度后就会瞬间爆发，就像地震一样，可谓得病十年二十年，致死致残一瞬间。

心脑血管疾病的发病具有如下特点：

①隐蔽性：大多数患者不发病时无任何征兆，血脂、血压等常规检测亦显示正常，这足以成为患者麻痹大意的

思想基础。

②突发性：心脑血管疾病常突然发病，可以在任何时间发生，尤其是清早起床时，也可以是躺在床上或散步时，让患者防不胜防。

③直接致死：脑梗、心梗发作时，往往来不及抢救而直接致患者死亡，相关数据资料显示，超过50%的患者死于送往医院抢救的途中。这都是由于患者的心脑血管被严重堵死，使大脑、心脏的供血供氧通道中断而坏死。

第四节　我国庞大的心脑血管 疾病"后备军"

易患心脑血管疾病的人群包括：

①有血栓家族史的人，尤其是父母和祖父母患过脑血栓的人；

②中老年人群中患有高血压病者，尤其是患严重高血压病的人；

③患有糖尿病、高血脂症的人；

④曾经发生过短暂性脑缺血，然而并没有充分重视，也没有及时治疗的中老年人；

⑤中老年人中血液黏稠度增高、血液流动性检查不正常者；

⑥中老年人中经常发生头晕、头痛、四肢麻木无力或四肢感觉异常者，嗜烟酒者；

⑦空姐、飞机驾驶员、作家等作息时间不正常的人群；

⑧因职业性质，需要长期精神高度紧张的人群；

⑨平时生活中不爱运动、酗酒、吸烟、应酬多、超重或肥胖等人群。

☞ 本章参考文献

1. 娄闰翔. 生命活动的运输主线——血液循环系统 [J]. 世界最新医学信息文摘，2016，16（87）：405-397.

2. 胡大一，马长生. 心血管内科学 [M]. 北京：人民卫生出版社，2014.

3. 薛猛，孙强. 胚胎的血管发育及其调控机制 [J]. 中国比较医学杂志，2003（1）：45-49.

4. 姚泰. 生理学 [M]. 北京：人民卫生出版社，2006.

5. 葛均波，徐永健. 内科学 [M]. 北京：人民卫生出版社，2013.

6. 李秀清. 心脑血管疾病的危险因素及预防方法分析 [J]. 亚太传统医药，2012，8（1）：1604-1605.

7. 国家心血管病中心. 中国心血管病报告 2013 [M]. 北京：中国大百科全书出版社，2014.

8. 国家心血管病中心. 中国心血管病报告 2014 [M]. 北京：中国大百科全书出版社，2015.

9. 王冬菊. 心脑血管疾病流行概况及主要影响因素 [J]. 预防医学论坛, 2016, 22 (1): 71-75.

10. 庞彬彬. 心脑血管疾病危害因素及防治研究发展 [J]. 心血管病防治知识 (学术版), 2011 (1): 33-35.

11. 张全成, 李俊平. 职业人群心脑血管疾病患病率及影响因素分析 [J]. 现代预防医学, 2014, 41 (5): 785-796.

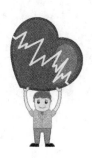

第二章
心脑血管疾病概述

平均寿命常用来反映一个国家或社会的医学发展水平，也可以表明社会经济、文化的发展状况。与过去的贫穷年代不同，如今，我国人民物质生活丰富，渴望长寿和青春永驻已成为大多数人的追求。依据中国老年学学会发布的数据显示，截至 2013 年 7 月 1 日，全国（不包括港澳台地区）仍健在的百岁老人已达到 54166 人，这从一侧面也显示出医学条件不断改善，国民日益重视健康保健的今天，人活百岁已不是什么遥不可及的传说。美国科学家海尔弗利克 1961 年提出人的细胞分裂到 50 次时会出现衰老死亡，而正常细胞分裂周期为 2.4 年左右/次，照此计算，人的寿命应该为 120 岁。日本科学家经过长期研究提出，人的寿命和性成熟期之间有着生物学规律，前者是后者的 10 倍左右，可达到 145 岁。

然而，心脑血管疾病却是阻碍人类健康长寿的"头号杀手"。

第一节　心脑血管疾病面临的严峻现状

心脑血管疾病是心脏血管疾病和脑血管疾病的统称，泛指由于高脂血症、血液黏稠、动脉粥样硬化、高血压等所导致的心脏、大脑及全身组织发生的缺血性或出血性疾病。心脑血管疾病是中老年人常见病，50 岁以上中老年人是主要受害者，如今，也有越来越多的年轻人被该病夺去生命。每年，全世界直接死于心脑血管疾病的平均人数高达 1800 万，间接死亡平均人数超过 3000 万，并且呈逐年攀升的势头。心脑血管疾病已成为人类健康的"无声凶煞"。

心脑血管疾病具有患病率高、死亡率高、致残率高、复发率高和并发症多（"四高一多"）的病症特点。此外，医疗费用高也成为我国治疗心脑血管疾病的难点。

以心血管疾病为例，据国家心血管病中心发布的《中国心血管病报告 2015》显示，心血管病现有患病人数为 2.9 亿，即每 5 个成年人中就有 1 人患心血管病，且人数仍在持续上升中，见表 2.1。

表 2.1　　　　　　　　　　心血管疾病患病人数

疾　　病	患病人数（人）
心血管病	2.9 亿
高血压	2.6 亿
脑卒中	700 万
心肌梗死	250 万
心力衰竭	450 万
肺源性心脏病	500 万
风湿性心脏病	250 万
先天性心脏病	200 万
其他	650 万

我国每年约有 350 万人死于心血管病，即每天 9590 人，每小时 400 人，约每 10 秒钟就有 1 人死于心血管病。每 5 例

死亡中就有 2 例死于心血管疾病，死亡率居首位，远远高于肿瘤及其他疾病。图 2.1 为 2014 年中国农村、城市居民主要疾病死因构成比。

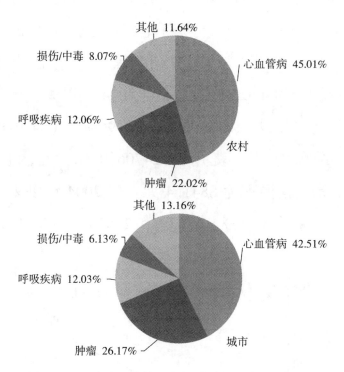

图 2.1　2014 年中国农村、城市居民主要疾病死因构成比

（图片来源：《中国循环杂志》）

　　然而，暂时摆脱了死亡的危险后，又存在高致残率和高复发率的问题：治疗后幸存下来的患者 75% 不同程度丧失劳动能力，40% 重度残疾；世界卫生组织（WHO）统计，在人类疾病中，心脑血管疾病的复发率高达 89%，脑卒中病人康复后五年的复发率高达 59%。

血管是相通的，所以血管疾病往往不单一发生，心脑血管疾病本身病症繁多，同时还伴随着多种并发症，如三高症（高血压、高血脂、糖尿病）等。

此外，心脑血管疾病还有第四高——高费用（即医疗费用高）。据统计，2014年，我国心脑血管疾病的住院费用中，急性心肌梗死为133.75亿元，颅内出血为207.07亿元，脑梗死为470.35亿元。自2004年以来，年均增长速度分别为32.02%、18.90%和24.96%。2014年急性心肌梗死的次均住院费用为24706.0元，颅内出血为15929.7元，脑梗死为8841.4元。自2004年以来，年均增长速度分别为8.72%、6.63%和2.81%，如图2.2所示。

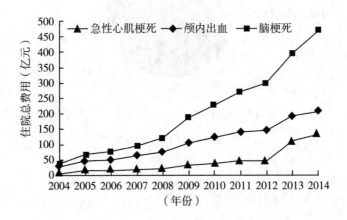

图2.2 2004年—2014年三种心脑血管病住院总费用变化趋势（当年价格）

（图片来源：《中国循环杂志》）

此外，一些处于事业巅峰期的企业家和明星的突然离世令人惋惜，更警示世人关注心脑血管疾病。下面列举一些因心脑血管疾病而离世的名人和企业家：

2004年4月，爱立信（中国）有限公司总裁杨迈利用闲暇时间在健身房的跑步机上跑步时，因心脏骤停突然去世，年仅54岁；

2006年1月，上海中发电气（集团）有限公司董事长南民，患急性脑血栓去世，年仅37岁；

2007年4月，绿野木业公司董事长许伟林，突发心肌梗死抢救无效去世，年仅42岁；

2007年6月，中国著名相声作家、表演艺术家、国家一级演员侯耀文因突发心肌梗死去世，年仅59岁；

2008年7月，同仁堂股份有限公司董事长张生瑜，因突发心脏病去世，年仅39岁；

2010年1月，湖北福星科技股份有限公司董事长张守才出差途中突发心脏病去世，年仅47岁；

2010年12月，江苏丰立集团有限公司董事长吴岳明，以39亿元的资产在2010年福布斯中国富豪榜中位列第270位，却因突发脑溢血病逝，年仅45岁；

2011年3月，著名浙商、汉帛（中国）有限公司董事长高志伟因突发心肌梗死，猝然离世，年仅55岁；

2013年7月，御泥坊创始人吴立君突发脑部静脉窦血栓去世，年仅36岁；

2014 年 1 月，小马奔腾董事长李明因心肌梗死去世，年仅 47 岁；

2014 年 8 月，中国优秀民营企业家、天津荣程钢铁集团董事长、慈善家张祥青突发心脏病去世，年仅 47 岁；

2015 年 11 月，广东金莱特公司董事长田畴突发心肌梗死去世，年仅 43 岁。

第二节 心脑血管疾病的危险因素和成因

与某一疾病发病率增高相关的因素称为危险因素，包括可干预性危险因素和不可干预性危险因素两类。对心脑血管疾病而言，不可干预性危险因素包括年龄、性别、遗传、发病史等；可干预性危险因素包括吸烟、酗酒、肥胖、高血压、高血脂症或血脂异常、糖尿病或糖耐量异常、高胰岛素血症、高同型半胱氨酸血症、体力活动减少、情绪应激等。

不可干预性危险因素：①年龄：随着年龄的增长，血管弹性下降，容易出现动脉粥样硬化，特别是冠状动脉粥样硬化；②性别：心脑血管疾病在男性中较为多见，发病年龄早于女性，而女性发病年龄晚，当女性绝经后，发病几率明显提高，这可能与体内激素分泌、各人社会活动不同有关；③遗传：心脑血管疾病有一定的遗传倾向，家族中如果有高血压病史、冠心病史、脑中风史以及肥胖者，则生活在同一环境中的人的心脑血管病的危险增加；④发病史：对于单个人本身而言，先前有过心肌梗死或脑中风病史的人，心脑血管疾病的再发风险也高于普通人。

可干预性危险因素：①生活压力：现代生活节奏紧张，家庭、事业的压力越来越大，人们的情绪也愈来愈不稳定；②生活习惯：抽烟、酗酒、摄入太多食物脂肪、缺少必要的运动，加之生活环境的污染，这些因素会直接导致人体新陈代谢速度减慢，血液黏度迅速提高，造成心脑供血不足，如果不及时预防、调理，将会引发高血压、冠心病、脑血栓等心脑血管疾病。

心脑血管疾病的危险因素如图 2.3 所示。

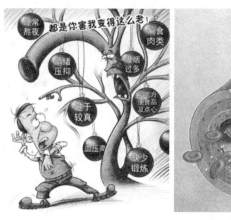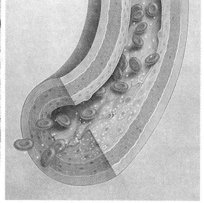

图 2.3　心脑血管疾病的危险因素

第三节 心脑血管疾病的早期症状

心脑血管疾病发病早期主要表现为如下症状：

①经常心慌、气短、胸闷，干活时加重。

②干重活时心前区有疼痛感或左部放射性麻木发痛。

③干轻活时感觉很累，且伴有胸闷气喘。

④饭后，胸骨后会憋胀得厉害，有时会冒冷汗。

⑤睡觉时，经常会胸闷难受，往往不能平躺。

⑥感情激动时心跳加快，胸部有明显不适应感，一般会立即消失。

⑦胸闷时，偶尔伴有刺痛感，一般1~2秒后即消失。

⑧走路速度稍快或走路时间稍长时，便胸憋气喘、心跳加快。

⑨长时间躺卧后突然坐起来，感到胸部很难受。

⑩80%的缺血性脑血栓病患者，在发病前5~10天会出现哈欠不断的现象。

⑪若血压突然持续升高至200/120mmHg以上，则是出现脑出血的先兆；若血压突然降低至80/50mmHg以下，则是形成脑血栓的先兆。

⑫高血压病人若出现几次大量鼻出血或眼底出血、血尿，病人可能在半年内发生脑血栓。

⑬走路腿无力、步态蹒跚，是偏瘫的一个前兆症状。若老年人突然发生步态变化，并伴有肢体麻木无力，则是发生脑血栓的前兆信号。

⑭眩晕是脑血栓发病前兆中最为常见的一种症状，其可在脑血栓病前的任何时段发生，尤其早晨起床时。此外，在疲劳、洗澡后也易发生。高血压患者若 1~2 天内反复出现 5 次以上眩晕，则患者发生脑出血或梗死的危险性增加。

⑮呛咳、吞咽困难、突然出现半身麻木、疲倦、嗜睡、耳鸣以及突然发生剧烈头痛等，都是脑血栓的前兆表现。

第四节　心脑血管疾病的十大误区

误区一："我这么年轻，不用担心会有心脏病和高血压。"

你现在的生活方式会影响你未来患心脏病的风险性。童年或青少年时期，血小板就开始在动脉中积聚，随后会导致动脉阻塞，而冠心病是心脏血管的动脉硬化，目前我国冠心病发病年龄明显提前。肥胖的人、患有二型糖尿病或有其他危险因素的人更容易在年轻时患心脏病。此外，在我国 6~18 岁的中小学生中，高血压的发病率就已达到 8%。因此，有高血压家族史的年轻人，应定期测量血压。

误区二："会有警报信号告诉我自己有没有高血压。"

因为人们通常不知道自己是否患有高血压，因此高血压又被称为"无声杀手"。你不会有任何患高血压的症状，因此别再等着身体警示你了。要想知道自己是否患有高血压，方法就是用一个简单的血压计测量一下你的血压。高血压的及早治疗是特别重要的，因为如果不及早治疗容易导致心脏病、中风、肾衰或其他严重的疾病。

误区三："一患心脏病我就会知道，因为会胸痛。"

不一定如此。虽然心脏病常伴有胸痛或胸部不适，但它还有可能导致其他轻微的症状，包括气短、恶心、眩晕、单侧或双侧胳膊疼痛或不适，以及下颌、颈部、背部疼痛或不适。如果你有这些症状，即使你不确定是否会心脏病发作，也要立即就医。

误区四："运动量越大越好。"

现代人特别是办公室族，平时没时间锻炼，偶尔放松便到健身房狂练一番。其实，这样的危害更大。长期工作紧张，体能透支，疾病已悄然而至，一旦运动超出身体承受能力，发生意外的可能性便大大增加。运动后有点喘，微微流汗，讲话不累，则表示此次运动强度适当。

误区五："尽量不吃药。"

很多冠心病患者，犯心绞痛时，总是尽量忍着不吃药，以为经常吃药，以后就无效了。其实，如硝酸甘油等急救用药，只有长期吃且每天吃的频率很高时，才可能产生耐药性，间断服用不会形成耐药性。

误区六："高血压没症状不用治疗，血压低于 140/90 毫米汞柱就可以了。"

有 50%的早期高血压病人没有任何症状，这只是由于个体差异，对高血压不敏感，但高血压所造成的危害却不会因此消失。只要是降压药，大家就可以通用的想法是不对的。高血压病因复杂，不能用同一个固定的模式服药，而应在医生的指导下，坚持"个体化"的用药原则。

对于年龄大于 55 岁的高血压患者，应尽量将血压控制在 135/85 毫米汞柱以下。对于患有糖尿病、肾脏疾病的高血压患者，血压水平应控制在 130/80 毫米汞柱以内。

误区七："化验结果正常就无需服用降脂药，或用药后血脂恢复正常即可停药。"

国内外大规模临床试验证明，血脂化验检查结果在正常范围并不一定就不需要治疗，关键要看个体情况。例如，低密度脂蛋白胆固醇为 135 毫克/分升，对于健康人而言，属正常范围，无需降脂治疗。但对患过心肌梗死，做过支架治疗、冠脉搭桥手术，患糖尿病或同时有多种危险因素的患者，则该血脂水平就偏高。

高血脂是一种血脂代谢紊乱疾病，和高血压一样是终身性疾病。通过服用降脂药物，血脂可以长期控制在正常范围内，但这并不等于高脂血症就治愈了。一旦停药，血脂会很快再次升高。

误区八："腿疼一定是年老的标志，我确定它和心脏没有关系。"

腿部肌肉疼痛可能是外周血管疾病的标志。外周血管疾病可能是由于血小板堆积导致腿部动脉阻塞而引起的。患有外周血管疾病的人患心脏病或中风的几率要比常人高出五倍。

误区九："放上支架就万事大吉。"

很多心绞痛发作的患者做完支架手术后症状迅速消失，甚至恢复了体力活动。但由于患者冠状动脉硬化，其他部位同样也会发生狭窄，危险性仍然存在。因此，即使放了支架，患者同样应注意按健康的生活方式生活，并根据病情按医生要求继续服药治疗。

误区十："患心脏病后我应该避免运动。"

不！尽快有计划地锻炼对你有利！研究表明：经常锻炼或做其他有益于心脏健康的事情会延长心脏病患者的寿命。慢性病患者发现适度的锻炼对自己是有益处的。美国心脏协会建议心脏病患者每周至少要进行两个半小时的适度锻炼。你也可以通过加入心脏康复计划来寻求你所需要的帮助；咨询医生了解自己应如何制定满足自身需求的锻炼计划。

☞ **本章参考文献**

1. 国家心血管病中心．中国心血管病报告 2015 ［M］．北京：中国大百科全书出版社，2016.

2. 国家心血管病中心．中国心血管病报告 2014 ［M］．北京：中国大百科全书出版社，2015.

3. 姚超，黄馨，鞠振宇．端粒与衰老及心脑血管疾病的研究进展 ［J］．中国比较医学杂志，2008，18（8）：44-48.

4. 李慧芳．浅谈心脑血管疾病的危险因素及预防 ［J］．临床医药实践，2010（16）：1089-1090.

5. 张萍．缺血性心脑血管疾病危险因素与预防 ［J］．中国现代医生，2009（12）：50-51.

6. 李秀清．心脑血管疾病的危险因素及预防方法分析 ［J］．亚太传统医药，2012，8（1）：1604-1605.

7. 庞彬彬．心脑血管疾病危害因素及防止研究发展 ［J］．心血管病防治知识（学术版），2011（1）：33-33.

8. 林建军．心脑血管疾病防治方法研究 ［J］．中外医疗，2009，28（26）：168-168.

9. 刘品明．心血管病危险因素的评估和管理 ［C］．2014 年逸仙心血管病论坛，2014.

10. 王文化，马长生，杜昕，等．北京市心脑血管疾病及主要危险因素的变化趋势 ［J］．心肺血管病杂志，2013，32（5）：535-537.

11. 任盼盼．心脑血管疾病的成因与统计分析 ［D］．重庆：重庆大学，2015.

12. 朱勇，陈晓东．气象因素对心脑血管疾病日死亡人数影响的时间序列研究［J］．现代预防医学，2008（6）：1036-1037+1040.

13. 杨红萍．高血压病认识中的几个误区剖析［J］．现代中西医结合杂志，1996（3）：116.

14. 董学雷．寻找长寿密码［J］．健身科学，2013（12）：10-12.

15. 王卫东，徐婷娟，徐维平，等．心脑血管疾病危险因子的Meta分析［J］．中国临床保健杂志，2010，13（5）：463-465.

16. 李京晓，张宇．社区高血压的治疗误区［J］．中国社区医师（医学专业），2011，13（25）：243.

17. 付宇．高血压合并相关危险因素的临床调查研究［D］．长春：吉林大学，2011.

18. 医药卫生网——心脑血管．http：//www. yywsb. com/article/201604/1208989. html.

第三章
血管不通引发的重大疾病

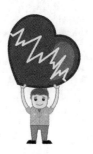

血液循环是人体生命的最基本保证。人体的任何组织、任何器官，包括心脏，都必须要有一个正常而健康的微环境血液循环，否则，相应的器官就会出现病变。人们通常说的"微循环通不中风，微循环好心肌梗死少，微循环流畅健康长寿"，就是这个道理。反之，如果血管不通，循环不畅，就会引发各种疾病。

第一节　血管不通引发的重大心脑血管疾病

1.1　心血管疾病——冠心病

1.1.1　什么是冠心病

冠状动脉粥样硬化性心脏病，是冠状动脉血管发生动脉粥样硬化病变，从而引起血管腔狭窄或阻塞，造成心肌缺血、缺氧或坏死而导致的心脏病，常常被称为"冠心病"。但是冠心病的范围可能更广泛，还包括炎症、栓塞等导致的管腔狭窄或闭塞。

1.1.2　冠心病的种类及其临床症状

世界卫生组织将冠心病分为 5 大类。

（1）心绞痛型

心绞痛型表现为胸骨后的压榨感和闷胀感，伴随明显的焦虑，持续3~5分钟，常发散到左侧臂部、肩部、下颌、咽喉部、背部，也可放射到右臂，有时可累及这些部位而不影响胸骨后区。用力、情绪激动、受寒、饱餐等增加心肌耗氧情况下发作的称为劳力型心绞痛，休息和含化硝酸甘油可缓解。有时候心绞痛不典型，可表现为气紧、晕厥、虚弱、嗳气。

心绞痛是由于暂时性心肌缺血引起的以胸痛为主要特征的临床综合征，是冠状动脉粥样硬化性心脏病（冠心病）的最常见表现。通常见于冠状动脉至少一支主要分支管腔直径狭窄在50%以上的患者，当体力或精神应激时，冠状动脉血流不能满足心肌代谢的需要，导致心肌缺血，而引起心绞痛发作，休息或含服硝酸甘油可缓解。

慢性稳定性心绞痛是指心绞痛发作的程度、频度、性质及诱发因素在数周内无显著变化的患者。心绞痛也可发生在瓣膜病（尤其主动脉瓣病变）、肥厚型心肌病和未控制的高血压以及甲状腺功能亢进、严重贫血等患者。冠状动脉"正常"者也可由于冠状动脉痉挛或内皮功能障碍等原因发生心绞痛。某些非心脏性疾病如食道、胸壁或肺部疾病也可引起类似心绞痛的症状，临床上需注意鉴别。

（2）心肌梗死型

心肌梗死发生前一周左右常有前驱症状，如静息和轻微体力活动时发作的心绞痛，伴有明显的不适和疲惫。

梗死时表现为持续性剧烈压迫感、闷塞感，甚至刀割样疼痛，位于胸骨后，常波及整个前胸，以左侧为重。部分病人可沿左臂尺侧向下放射，引起左侧腕部、手掌和手指麻刺感，部分病人可放射至上肢、肩部、颈部、下颌，以左侧为主。

疼痛部位与以前心绞痛部位一致，但持续更久，疼痛更甚，休息和含化硝酸甘油不能缓解。有时候表现为上腹部疼痛，容易与腹部疾病混淆。伴有低热、烦躁不安、多汗和冷汗、恶心、呕吐、心悸、头晕、极度乏力、呼吸困难、濒死感，一般持续 30 分钟以上，有时长达数小时。发现这种情况应立即就诊。

（3）无症状性心肌缺血型（隐性冠心病）

很多病人有广泛的冠状动脉阻塞却没有感到过心绞痛，甚至有些病人在心肌梗死时也没感到心绞痛。部分病人在发生了心脏性猝死，或者常规体检时发现心肌梗死后才被发现。部分病人由于心电图有缺血表现，发生了心律失常，或因为运动试验阳性而做冠脉造影才发现。

这类病人发生心脏性猝死和心肌梗死的机会同有心绞痛的病人一样，所以应注意平时的心脏保健。

（4）心力衰竭和心律失常型

部分患者原有心绞痛发作，以后由于病变广泛，心肌广泛纤维化，心绞痛逐渐减少甚至消失，却出现心力衰竭的表现，如气紧、水肿、乏力等，还有各种心律失常，表现为心悸。也有部分患者从来没有心绞痛，而直接表现为心力衰竭和心律失常。

（5）猝死型

猝死型是指由于冠心病引起的不可预测的突然死亡，在急性症状出现以后 6 小时内发生心脏骤停所致。主要是由于缺血造成心肌细胞电生理活动异常，而发生严重心律失常所致。

1.1.3　冠心病急性发作时的治疗

（1）心绞痛

心绞痛发作时应立即停止体力活动，就地休息，设法消除寒冷、情绪激动等诱因，立即舌下含化硝酸甘油或消心痛 1 片；如未缓解，隔 5~10 分钟再含化一次；若连续 3 次含化无效，胸痛持续 15 分钟以上，则患者有发生心肌梗死的可能，应立即送医院等急救场所，可口服安定 3 毫克，有条件者应吸氧 10~30 分钟。

冠心病病人应随身携带硝酸甘油等药物，一旦出现胸痛立即含服，并注意不要使用失效的药物。稳定型心绞痛在休息和含化硝酸甘油后心绞痛会缓解，不稳定型心绞痛是一个严重而有潜在危险的疾病，应立即送医院治疗和严密观察。

（2）心肌梗死

急性心肌梗死死亡率高，其中半数以上病人是在住院前死亡的，大多数死亡发生在发病后 1 小时内，一般由心室纤颤引起。所以，就地急救措施和迅速转送医院至关重要。

高危病人（患高血压或糖尿病或既往有心绞痛发作者）一旦发生以下情况：胸部不适，极度疲劳，呼吸困难，尤其伴有大汗、头昏、心悸、濒死感时，要高度怀疑发生了心肌梗死，应立即送距离最近的有条件作心电图、心电监护、直流电除颤、静脉溶栓的医疗机构；同时保持镇静，不要引起病人的惊慌和恐惧，并含化硝酸甘油，或速效救心丸、冠心舒合丸等，有条件的可肌注罂粟碱，或杜冷丁以及安定，并保持通风和吸氧。如无禁忌证，则立即口服阿斯匹林 300 毫克。如发生室速、室颤等恶性心律失常，应立即予以直流电除颤。一旦发生心脏骤停，应立即实施人工呼吸和胸外心脏按压进行心肺复苏。

（3）急性心衰和心源性休克

急性心肌梗死和缺血型心肌病都可能发生急性心衰，是由大面积心肌坏死所致，多为急性左心衰，患者出现严重呼吸困难，伴烦躁不安和窒息感，面色青灰，口唇紫绀，大汗淋漓，咳嗽，咯大量白色或粉红色泡沫痰，出现这种情况必须立即送医院抢救。

1.2 脑血管疾病——脑卒中（脑中风）

1.2.1 什么是脑卒中

脑卒中是一组以脑部缺血及出血性损伤症状为主要临床表现的疾病，又称脑中风或脑血管意外，具有极高的病死率和致残率，主要分为出血性脑卒中（脑出血或蛛网膜下腔出血）和缺血性脑卒中（脑梗死、脑血栓形成）两大类，以脑梗死最为常见。

脑卒中发病急，病死率高，是世界上最主要的致死性疾病之一。其死亡率也有随年龄增长而上升的趋势。由于一直缺乏有效的治疗措施，目前认为预防是最好的措施。因此，只有加强对全民普及脑卒中的危险因素及先兆的教育，才会真正获得有效的防治效果。

1.2.2 脑卒中的临床症状

①头痛：无论是脑出血或脑梗死，头痛非常常见，亦是一个重要的脑卒中症状和信号。

②呕吐：一般是伴随头痛一起出现的，也很常见，其特点是多为喷射状呕吐。如遇有呕吐咖啡色（酱油样）或棕黑色液体，则表示病情非常严重。

③眩晕：眩晕还多伴有呕吐或耳鸣，是脑卒中症状中比较常见的。

④一侧肢体和面部的感觉异常。

⑤口角流涎（流口水）：出现口角歪斜、流口水或食物从口角流出的现象，要引起足够的重视。

⑥突发的视感障碍：表现为看不见左或右的物体，或视觉缺损，也可以表现为一过性眼前发黑或眼前突然飞过一只蚊子的感觉。

⑦突发的言语不清和吞咽呛咳症状：表现为病人说话不清，吐词困难，喝水或吞咽时呛咳。

⑧意识障碍：表现为神志模糊不清、呼吸不畅、打呼噜，严重的可出现深度昏迷。

1.2.3　脑卒中前的信号

①哈欠连天：当脑动脉硬化逐渐加重，管腔愈来愈窄，脑缺血缺氧加重，特别是呼吸中枢缺氧时，会引起哈欠反射。多在缺血性中风发作前 5～10 天内，频频打哈欠者可达80%，是重要的中风报警信号。

②口吃：说话不利索、流口水，有中风迹象，可能会突然发病。

③一过性黑蒙：突然出现眼前发黑，看不见东西，数秒钟或数分钟即恢复，还伴有恶心、呕吐、头晕及意识障碍。

最近，挪威医生科蒂在 18 例一过性黑蒙的病人中，发现 11 例有颈动脉粥样硬化病变。

④视物模糊：表现为短暂性视力障碍或视野缺损，多在 1 小时内自行恢复。科蒂对出现短暂视力障碍的 10 例病人进行了眼底检查和脑血流量测定，发现其中有 3 例视网膜中心动脉闭塞，7 例为视网膜分支动脉闭塞。

⑤剃刀落地：在自己持剃刀刮胡子时，头转向一侧，突然感觉手臂无力，剃刀落地，1~2 分钟后完全恢复。这是由于转头扭颈时，引起已经硬化的颈动脉扭曲，加重了血管空间狭窄，导致颅脑供血不足所致。

⑥偏侧麻痹：即短暂性脑缺血发作，严格说来，这已是最轻型中风。据追访观察，短暂性脑缺血发作后 3~5 年，约有半数以上的人会发生缺血性中风。

凡出现以上征兆之一者，都应及早检查，明确诊断后进行系统治疗，才有可能避免中风的发生。

1.2.4　脑卒中后遗症

（1）麻木

麻木是脑卒中后遗症中比较常见的现象，表现为：患侧肢体，尤其是肢体的末端，如手指或脚趾、或偏瘫侧的面颊部皮肤有蚁爬感觉，或有针刺感，或表现为刺激反应迟钝。

（2）嘴歪眼斜

嘴歪眼斜表现为鼻唇沟变浅、口角下垂、露齿。鼓颊和吹哨时，口角歪向肩侧，流口水，说话时更为明显。

（3）中枢性瘫痪

中枢性瘫痪主要表现为肌张力增高，腱反射亢进，出现病理反射，呈痉挛性瘫痪。

（4）周围性瘫痪

周围性瘫痪表现为肌张力降低，反射减弱或消失，伴肌肉萎缩，但无病理反射。

（5）偏瘫

偏瘫又叫半身不遂，是指一侧上下肢、面肌和舌肌下部的运动障碍，它是急性脑血管病的一个常见症状，也是常见的脑卒中后遗症。

（6）失语

失语是脑血管病的一个常见症状，主要表现为对语言的理解、表达能力丧失。

（7）失认

失认是指病人认识能力的缺失，它包括视觉、听觉、触觉及对身体部位认识能力的缺失，是脑卒中的症状之一。

（8）失用

失用，即运用不能，病人肢体无瘫痪，也无感觉障碍和共济失调，但不能准确完成有目的的动作。失用包括：观念运动性失用、观念性失用、结构性失用、穿着失用、口-面失用和肢体-运动性失用。

1.2.5 突发脑卒中的急救方法

（1）禁止动作

切忌对脑卒中病人采取以下动作：

①摇晃；

②垫高枕头；

③前后弯动或捻头部；

④头部震动等。

在急性期内尽量不要搬动病人，不要进行非急需的检查。因为此时病人体位的改变可能促使脑内继续出血。

（2）急救措施

①检查一下病人的生命体征情况，若呼吸和心跳已经停止，则必须马上做心、肺复苏术。

②病人意识清楚时，可让病人仰卧，头部略向后，以开通气道，不需垫枕头，但要盖上棉毯以保暖。

③对失去意识的病人，应维持其昏睡体位，松开其上衣纽扣和腰带，有假牙者也应摘出，以保持气道通畅，不要垫枕头。

④寒冷会引起血管收缩，所以要保持室温暖和，并注意室内空气流通。对大小便失禁的病人，应脱去其裤子、垫上

草纸等。

脑卒中病人呕吐时应采取下列措施：

第一，使病人脸朝向一侧，让其吐出。

第二，抢救者用干净的手帕缠在手指上伸进患者口内清除呕吐物，以防堵塞气道。

第三，装有假牙者，要取出其假牙。

第四，未得到医生许可，别让病人进食或饮水。

第二节　血管不通与"三高症"密切相关

"三高症"是指高血压、高血糖（糖尿病）和高血脂症，它们是现代社会所派生出来的"富贵病"，且往往相互关联。例如：糖尿病患者很容易同时患上高血压或高血脂，而高血脂又是动脉硬化形成和发展的主要因素，动脉硬化患者血管弹性差，由此加剧血压升高。所以，出现这三种疾患中的任何一种，后期都易形成"三高症"。

2.1　高血压

高血压系指循环系统内血压高于正常值，通常指体循环动脉血压增高，是一种常见的临床综合征。一般是以低于 140/90 毫米汞柱为正常，而高于等于 140/90 毫米汞柱则为高血压。因它是在不知不觉中发生的，故称"悄悄的杀手"。

高血压病是当代最常见的流行病之一。早期高血压病人可表现为头痛、头晕、耳鸣、心悸、眼花、注意力不集中、记忆力减退、手脚麻木、疲乏无力、易烦躁等症状，这些症状多为高级神经功能失调所致，其轻重与血压增高程度可不一致。

后期血压常持续在较高水平，并伴有脑、心、肾等器官受损的表现。这些器官受损可能是高血压直接损害造成的，也可能是间接地通过加速动脉粥样硬化性疾病的产生而造成的。这些器官受损的早期可无症状，最后导致功能障碍，甚至发生衰竭。

2.2　高血脂

高血脂是指血液中胆固醇或甘油三酯过高或高密度脂蛋白胆固醇过低，现代医学称之为血脂异常。它是导致动脉粥样硬化的主要因素，也是心脑血管病发生发展的危险因素。它发病隐匿，大多没有临床症状，故称为"隐形杀手"。

如果血脂过多，容易造成"血稠"，在血管壁上沉积，逐渐形成动脉粥样硬化，进而堵塞血管，使血流变慢，严重时血流中断。

这种情况如果发生在心脏，就会引起冠心病；如果发生在脑部，就会出现脑卒中；如果堵塞眼底血管，将导致视力下降、失明；如果发生在肾脏，就会引起肾动脉硬化，肾功能衰竭；如果发生在下肢，会出现肢体坏死、溃烂等。此外，高血脂可引发高血压，诱发胆结石、胰腺炎，加重肝炎、老年痴呆等疾病。要降血脂可服用维生素 C 片、银杏软胶囊，也可食用液体钙之类的物质。

2.3　高血糖

高血糖是指机体血液中葡萄糖含量高于正常值，是机体内一个独立存在的病理改变，病变部位在血液，病变性质是血糖代谢紊乱。高血糖的临床表现，可以有显性的症状，如口干渴、饮水多、尿多、消瘦；也可以是隐性的症状，无明显主观不适。

最常见的高血糖症是糖尿病。糖尿病是一种慢性、终生性疾病，是一种严重危害人体健康的常见病，由于胰岛素相对或绝对不足，使体内碳水化合物、脂肪、蛋白质等营养素代谢异常。此病可引起多种并发症，严重时可以引起全身性疾病，使人致残、致盲，甚至致死。糖尿病的症状为"三多一少"，即多尿、多饮、多食及体重下降。高血糖病人要注意控制饮食，低糖低盐，加强锻炼。如果过段时间再查血糖还是过高，则应考虑用降血糖的药。

第三节　血管不通引起的其他疾病

3.1　血管不通对四肢的影响

（1）下肢深静脉血栓

静脉是将血液回送到心脏的血液管道。下肢深静脉血栓，是指血液在静脉内部正常的凝固，使血管管腔阻塞，血流不畅导致下肢肿胀。下肢深静脉血栓多数是急性发病，典型的症状是突然下肢肿胀，小腿肌肉会有明显的压痛，严重者不能下地走路。

若长时间不活动，就会出现血流瘀滞。在日常生活中，产生下肢深静脉血栓的最常见原因如卧床不起、久坐不动等，都容易使血流缓慢，加之饮水较少，使得血液黏稠等，都容易发生静脉血栓。

乘飞机时，由于长时间僵坐，可能形成下肢深静脉血栓并脱落产生肺栓塞，导致猝死，称为"经济舱综合征"，如图 3.1 所示。此外，一些大型手术或外伤后，不仅容易导致血管损伤，也会增加血液黏稠度，这些都是引起静脉血栓的危险因素。

其临床主要表现为：下肢不对称和一侧肢体突然发生肿胀，伴有胀痛，特别是腓肠肌区的钝痛，行走时加重，浅静

脉怒张。若未能及时治疗，则可导致下肢功能完全或部分丧
失而致残。

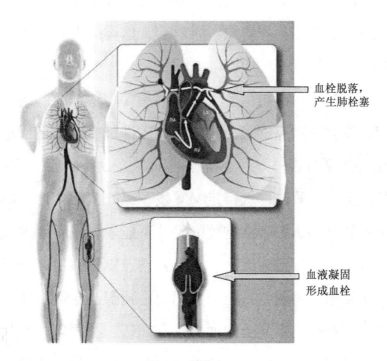

血栓脱落，
产生肺栓塞

血液凝固
形成血栓

图 3.1　肺栓塞

（2）下肢动脉硬化闭塞症

动脉硬化闭塞症，是动脉粥样硬化的重要肢体表现，主
要是细胞、脂质、纤维基质和组织碎片的异常沉积，使动脉
内膜或中层在增生过程中发生复杂的病理变化，是大、中动
脉的基本病理过程。在周围血管疾病患者中，动脉的狭窄、
闭塞或动脉瘤性病变，几乎都是由动脉硬化所致。多发于 60
岁以上老人，并发糖尿病者发病较早，男性多于女性。

糖尿病患者合并下肢动脉闭塞性病变，更多地累及膝关节以下动脉。因此，糖尿病下肢动脉闭塞性病变的特点是病变更广泛、更远端，影响的血管往往是多部位、多节段，以小血管病变为主，并有微血管病变，这类病人同时还会有高血脂、高血黏度等病症。

病变多发生在血管分支处，引起管腔狭窄或闭塞，导致病变远端血液供应不足。表现为间歇性跛行，即在行走一段路程后患侧肌肉痉挛、紧张、疼痛及乏力，以致"跛行"，休息后迅速缓解，再次行走又复发。另一症状为休息痛，尤其是夜间疼痛，患者常抱腿而坐，不能入睡，而下垂或受冷时减轻。亦可有足部冰冷、感觉异常、皮肤苍白或青紫、皮下脂肪萎缩等表现，甚至可能出现小腿部及足部干性坏疽或溃疡。其发病与高脂蛋白血症、高血压、糖尿病、肥胖、吸烟、高密度脂蛋白低下、精神紧张以及性别、年龄差异等因素有关。若病情进一步发展，动脉严重狭窄以致闭塞时，肢体在静息状态下也可出现疼痛等症状。更严重时，患者会丧失行走能力，并可出现缺血性溃疡和坏疽，甚至并发局部蜂窝组织炎、骨髓炎或败血症。

（3）血栓性静脉炎

血栓性静脉炎包括深部静脉血栓形成和血栓性浅静脉炎。四肢静脉系统的疾病以静脉炎及血栓形成为主。

血栓性浅静脉炎静脉壁常有不同程度炎性病变，腔内血栓常与管壁粘连而不易脱落。由于交通支的联系，有时可同时形成深、浅静脉血栓。深静脉血栓形成主要是由于血液瘀滞及高凝状态所引起，所以血栓与血管壁仅有轻度粘连，容易脱落成为栓子。同时，深静脉血栓形成使血液回流受到明显的影响，导致远端组织水肿及缺氧，形成慢性静脉功能不全综合征。

3.2 血栓对颈椎的影响

椎动脉型颈椎病，主要为椎-基底动脉供血不全症状，其次为椎动脉周壁上交感神经节后纤维受刺激后所引起的交感神经症状，颈部症状则较轻。椎动脉分为四段，其中任何一段病变引起缺血时，均可出现类似的症状，椎动脉颈椎病的病变主要位于椎动脉的第二段，主要表现为偏头痛、记忆力减退、视力障碍、精神症状不佳和发音障碍等。

3.3 血管不通对耳朵的影响

耳朵的听觉感受器位于内耳，内耳的血管狭长，属于末梢血管，不像心、脑血管等有侧枝循环，因此，内耳对缺血、缺氧的敏感性更强，也更不耐受。当出现高血脂、冠心病等疾病时，血液会变得黏稠，血流减缓，血流供应受阻甚至出现堵塞等情况，继而造成内耳循环障碍、缺血缺氧。一段时间后，内耳组织就会发生病变，听神经受损，引发不同程度的耳鸣、耳闷、听力下降等。通常情况下，耳鸣、听力下降等耳部症状的出现是心脑血管疾病发生的先兆，往往比头晕、胸闷、胸痛等症状要出现得早。

3.4 血管不通对眼睛的影响

（1）视网膜动脉阻塞

视网膜动脉阻塞是因为血管硬化、血管内皮损害形成的血栓或血管壁上的粥样硬化斑块脱落，造成视网膜中央动脉阻塞，多发于老年人，特别是伴有心血管病的老人。视网膜动脉阻塞在发病前有一些先兆，如眩晕恶心、一过性失明、眼前黑雾或波纹、视物模糊或重影等。高危人群应定期做眼底检查，以便及时发现早期病变。患视网膜动脉阻塞后，如不及时抢救，会造成永久性失明。

各种原因导致的血管内壁损害、血液成分改变、血液流动异常，均可造成视网膜中央静脉阻塞，它还与高血压、动脉硬化、糖尿病有密切关系。如果阻塞超过 4 个小时，视力将很难恢复。

（2）眼底出血

高眼压静脉出血，常见于高血压视网膜病变，还有常见的糖尿病视网膜病变、视网膜静脉阻塞、视网膜静脉周围炎等病变。该病病程长，易反复发作，导致玻璃体积血，常引起增殖性视网膜病变、新生血管性青光眼等眼部严重并发症，如不及时有效治疗，常可导致失明。

3.5　血管不通对肺的影响

肺栓塞，亦称肺血栓栓塞，是指肺动脉或其分支被来自静脉系统或右心的血栓阻塞肺动脉或其分支所致疾病，使得肺脏氧气和二氧化碳交换不能完成，无法给组织供氧，相当于窒息，如图 3.2 所示。肺栓塞发生后，根据栓塞的范围和严重程度不同，会出现胸闷气短、憋气、咳血、胸痛、呼吸费力等，严重者会突然晕厥，甚至猝死。如在此基础上进一步发生出血或坏死者即成为肺梗死。它是一种常见的、有潜在致命性的肺疾病，其发病率有逐年增高的趋势，死亡率高。症状体征表现为突然出现呼吸困难、剧烈胸痛、咯血、呼吸和心率加快、肺血管造影征象为肺血管内缺损或肺动脉有断流现象。

造成肺血栓栓塞的栓子 70%～95%是由于深静脉血栓脱落后随血液循环进入肺动脉及其分支。肺血栓栓塞的危险因素包括任何可以导致静脉血液瘀滞、静脉系统内皮损伤和血液高凝状态的因素。原发性危险因素由遗传变异引起。继发性危险因素包括骨折、严重创伤、手术、口服避孕药、房颤、长期卧床、长途航空或乘车旅行和高龄等。这些危险因素可以单独存在，也可以同时存在，协同作用。年龄可以是独立的危险因素，随着年龄的增长，肺血栓栓塞的发病率逐

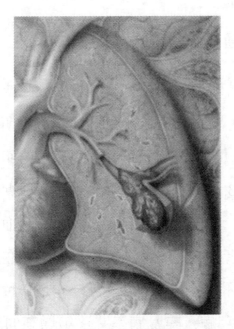

图 3.2　肺栓塞示意图

(图片来源：http：//www.360doc.com/content/14/0506/14/16169889_ 375189814. shtml)

年增高。

　　由于肺组织具有同时接受肺动脉、支气管动脉和肺泡内气体三重氧供的特征，故肺动脉阻塞时较少出现肺梗死。但当存在基础心肺疾病或病情严重时，会影响到肺组织的多重氧供，就可能导致肺梗死。

3.6　血管不通对肾的影响

　　若肾动脉或其分支内形成了血栓，或血管腔被其他来源的栓子或血液中的凝固物所堵塞，就会导致肾组织缺血，发生缺血性损害（缺血性肾病），并出现高血压、肾功能减退或急性肾衰竭等一系列临床表现。肾脏血管阻塞是老年人肾功能恶化的重要原因。肾栓塞多为单侧，但有 15%～30% 的患者可能两侧同时发生。

引起肾动脉栓塞的栓子多数来自左心腔。患者多数原有器质性心脏基础疾病，如二尖瓣脱垂、主动脉瓣关闭不全、风湿性二尖瓣关闭不全、老年退行性瓣膜病、人工心瓣膜或心瓣膜置换术和先天性心血管病。当长期存在心房颤动或左心房黏液瘤时，往往在左心房发生血栓形成，附壁血栓脱落，阻塞肾动脉。肾栓塞也可起因于原位性的血管疾病，如动脉粥样硬化、创伤后的血肿压迫或血管炎等。

肾动脉硬化是全身动脉粥样硬化的一部分，它是指由于肾动脉及分支和/或小动脉的硬化而影响肾血管功能的一类疾病，部分患者可发生动脉栓塞，表现为肾功能不全，在应激状态下甚至发展为尿毒症。

肾静脉血栓是指肾静脉主干和/或分支的血栓形成，导致肾静脉部分或全部阻塞而形成的一系列病理改变和临床表现。常在以下情况下发生：①肾静脉受压；②血液高凝状态；③肾静脉血管壁受损。急性肾静脉血栓严重时，会出现典型表现：大量尿蛋白、少尿、肾功能突然恶化、肾小球率过滤下降、剧烈腹痛或腰痛，少数伴有发热。双侧肾发生急性肾静脉血栓形成，或一侧肾无功能而另一侧肾发生肾静脉血栓形成时，可出现急性肾衰竭。

成人高血压的5%~10%属于肾性高血压，是直接因肾脏疾病引起的高血压，其中肾动脉狭窄导致肾缺血引起的高血压称肾血管性高血压，约占肾性高血压的一半。

3.7 血管不通对肠的影响

若血管堵塞发生在肠道，则称为急性缺血性肠病，俗称肠中风。老年人的动脉粥样硬化是全身性的，不仅发生在心脏、脑等处的血管，腹腔内的动脉血管也在逐步硬化，尤其是腹腔内的肠系膜上动脉和肠系膜下动脉，这是两条重要的肠道供血通道。若这两根血管硬化严重或发生堵塞，就会导致肠道血液供应不足，使某段肠道因缺血而发生溃烂、坏死和出血，随时可能给患者带来生命危险。

肠中风的典型症状是急性剧烈性腹部绞痛和便血。临床上表现为缺血性肠坏死，多病情凶险，误诊率高，死亡率高。

肠中风发病前，通常表现为饭后有饱胀感、上腹不适或隐隐作痛，每次持续一两个小时；若摄入脂肪过多或饱餐，则症状加重，持续时间也较长。病情发作时，腹痛的性质就像肚子被人用手抓住一样，并排出鲜红的粪便，这种腹痛和便血现象有时可以自行解决，但又会反复发作，病情延续数月。还可能伴有恶心、呕吐、腹泻、便秘、日渐消瘦等现象。偶尔因过度劳累、饱食、剧烈运动和情绪波动等原因，可诱发腹腔动脉急性痉挛，造成肠道严重缺血。特别是有明显动脉硬化的中老年人，由于突发腹腔动脉尤其是肠系膜动脉痉挛，甚至血栓形成，往往会使小肠和结肠部位的供血、供氧严重不足，如不及时抢救，可导致急性肠坏死，使患者出现休克状态。此病往往用药不能根治，必要时只能考虑将缺血的肠部手术切除。

☞ 本章参考文献

1. 胡大一，马长生. 心血管内科学［M］. 北京：人民卫生出版社，2014.

2. 刘龙涛，史大卓，陈可冀. 心血管血栓性疾病"瘀毒"致病临床表征初探［J］. 世界中医药，2012，7（2）：152-154.

3. 冠心病的概念及分类［N］. 中国中医药报，2001-06-04（003）.

4. 赵广兰. 冠心病急性发作的急救与缓解［N］. 上海中医药报，2013-07-05（010）.

5. 吴凤琴. 浅谈脑中风危险因素及预防［J］. 科技信息（科学教研），2008（14）：643.

6. 孙智宏. 急性脑中风患者的急救与护理［C］//中华护理学会全国内科护理学术交流暨专题讲座会议论文汇编. 中华护理学会，2009：2.

7. 徐秋霞. 血栓栓塞性疾病［M］. 北京：中国医药科技出版社，2004.

8. 王燕．血管内皮功能与高血压合并糖尿病相关性研究进展及临床观察［D］．北京：北京中医药大学，2014.

9. 赵金艳．浅谈综合治疗三高症的有效临床方法［J］．中国卫生标准管理，2015，6（6）：169-170.

10. 程艳，蔡欣，刘基巍．恶性肿瘤与血栓形成［J］．临床肿瘤学杂志，2010，15（4）：376-379.

11. 薛家驹．血栓病［M］西安：陕西科学技术出版社，1997.

12. 葛均波，徐永健．内科学［M］．北京：人民卫生出版社，2013.

13. 陈金伟．血管不通眼睛中风［N］．健康时报，2008-01-17（016）.

14. 钱桐荪．肾动脉血栓形成和肾动脉栓塞［J］．新医学，2006（5）：289-290.

15. 修岩．高尿酸血症与血栓形成的关系［J］．医学信息，2010，23（5）：1471-1472.

16. 中华医学会心血管病学分会．慢性稳定性心绞痛诊断与治疗指南［J］．中华心血管病杂志，2007，35（3）：195-206.

第四章

血管不通的罪魁祸首——血栓

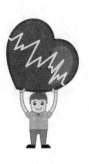

人体的血管是血液循环系统的重要组成部分，它就像一张网，负责全身的营养输送和物质交换。血液在血管中循环流动，在人体生命活动中具有运输、体液调节、保持内环境稳态和防御四大功能，是生命之本。血栓是潜伏在人体内最危险的"隐形杀手"，又称为引爆血管的"定时炸弹"。

第一节　血栓导致的血管不通

血栓是血流在心血管系统血管内面剥落处或修补处的表面所形成的小块，由不溶性纤维蛋白、沉积的血小板、积聚的白细胞和陷入的红细胞等血液物质组成，如图4.1所示。

血栓的形成使管腔变狭窄，引起血液流速减慢，使局部组织缺血缺氧甚至坏死，引起一系列临床症状。血管畅通百病不生，血管不通是百病之源。一旦人体的血液循环发生障碍，其相应的组织系统或内脏器官就会受到影响而不能发挥正常功能，就容易导致人体的衰老、免疫功能的紊乱以及疾病的发生。

一般而言，年轻人的血液每120天完成一次循环更替，血管内皮光滑干净。但随着年龄增加，身体机能衰退，造血器官萎缩，血液更新速度减慢。老年人的更替周期延长为3年，甚至无法更新，逐步成为充满甘油三酯、胆固醇、血糖以及各种残留物的死血。这些血液中的物质会慢慢沉积，逐

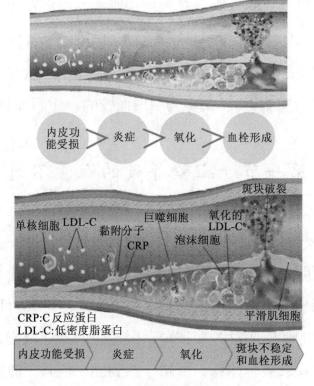

图 4.1 血栓形成的机理

（图片来源 http://xxg.59yi.com/20130316/211208.html）

渐使血管内皮增厚，血管管腔变窄。有高血压、高血脂和糖尿病等疾病的患者更为严重，他们的血管每年变窄 3%～4% 或更多，当动脉血管堵塞超过 75% 时，血流量则会过少，人就会感觉到不适。有些年轻人由于长期工作压力大，夜生活紊乱，吸烟酗酒，导致气血渐衰，血流缓慢，过早开始出现老年斑、皱纹、面部瘀斑、面色灰黄等一系列衰老症状，这些现象也提示血栓已经在体内开始形成。

第二节　血栓为什么会形成

血栓形成是流动血液中的凝血系统被激活的结果，通常具备下列条件：①血管内膜的损伤：现代临床及基础研究表明，高龄、吸烟、缺血、缺氧以及高血压、糖代谢异常、高脂血症等众多危险因素均会导致血管内皮功能受损，从而造成内皮作为界面的功能丧失，引发一系列血管病变；②血流状态的改变；③血液凝固性增加。

一般在人 20 岁左右时，血液不浓，血管壁很光滑，这个时候血栓不易形成，但血栓因子开始增长；30 岁以后，由于吸烟酗酒，应酬增多，使得血液渐渐变浓，血管壁也开始初步受损，但血栓还没来得及长出来；40 岁以后，血管上受损伤比较严重的部位，血栓就开始出现，但它还很小，一般只堵住血管的 20%～30%，绝大部分血管还是很宽敞的，血液在血管里几乎正常流动，能保证组织细胞的供血供氧，大部分人感觉不到异常症状，只有少数人感到头晕头昏、疲劳等；50 岁以上时，血栓就在原来的地方越长越大，最后扩大到占了血管的 50% 或更多，甚至完全堵塞血管，流过的血量大大减少，甚至不能通过血液，也就引发了心脑血管疾病在内的各类血栓疾病。

第三节 血栓的分类

血栓可发生在循环系统的任何部位，常附着于心血管内腔表面。闭塞性血栓占据了血管内壁，致使血流被阻断，多在中小动脉及微循环内形成，大动脉少见，附壁血栓在静脉多见。

根据血栓的形成部位、原因、结构及性质，可将血栓分为：

①白色血栓，主要由血小板组成，发生于血液流速较快的部位；

②红色血栓，主要由纤维蛋白和红细胞组成，发生在有极度缓慢的血液流速部位或者血流停止部位；

③混合血栓，通常是某些部位不断形成血栓的结果；

④透明血栓，一般发生在微循环小血管，故又称为微血栓，主要由纤维蛋白组成。

第四节 血栓的调控机制

4.1 血栓的形成——凝血系统

一般而言，小血管受损而引起的出血，通常会在几分钟内自行停止，这种现象称为生理性止血。生理性止血是机体的一项重要保护机制。当血管受损时，一方面要求迅速形成止血栓以避免血液的流失；另一方面又要使止血反应限制在损伤局部，从而保持全身血管内血液的流体状态。因此，生理性止血是多种因子和机制相互作用，维持精确平衡的结果。然而，当生理性止血功能降低时，可有出血倾向；而当生理性止血功能过度激活时，又可导致血栓的形成。

血液由流动的液体状态变为不能流动的凝胶状态的过程称为血液凝固，其实质是血浆中的可溶性纤维蛋白原转变成不可溶性的纤维蛋白的过程，纤维蛋白交织成网，网罗血细胞及血液中的其他成分，从而形成血凝块。

血液凝固由一系列复杂的化学连锁反应过程完成，参与各连锁反应的所有物质组成的系统称为凝血系统。这些物质除钙离子外，其余成分绝大多数为蛋白质，且平时都以无活性的形式存在于血浆中，只有因子 III 来自血管以外的组织。目前已被公认的凝血因子，除血小板外，共有 12 种。

凝血过程可以分为三个阶段，如图 4.2 所示：

第一阶段，凝血酶原激活物的形成，依其形成途径的不同，可分为内源性凝血系统途径和外源性凝血系统途径。外源性凝血系统又称为组织系统凝血，是由受伤的组织释放出凝血因子 III，进入血浆，与凝血因子 VII 和 Ca^{2+} 结合形成复合物，这种复合物可催化因子 X 变成活化的因子 Xa。Xa、V、

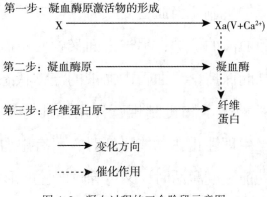

图 4.2 凝血过程的三个阶段示意图

Ca^{2+}与血小板磷脂共同形成凝血酶原激活物。内源性凝血系统又称为血液系统凝血，参与凝血的物质都存在于血液中。当有动脉粥样硬化及脉管炎等病理状况存在时，如果血管内膜损伤，此时的血液并不会流出血管外，而是在血管内凝固形成血栓。血浆中的因子ⅩⅡ会接触到损伤的血管暴露出来的胶原纤维而被激活，在 Ca^{2+} 和血小板释放的血小板因子的共同参与下，相继激活某些凝血因子，包括ⅩⅠ、ⅩⅠ、Ⅷ、Ⅹ 和Ⅴ等，这些物质共同形成了凝血酶原激活物。此后，外源性凝血过程与内源性凝血过程就无区别了。由于组织损伤引起的出血伴有血管损伤，所以这种情况下出血的凝血过程，既有外源性也有内源性凝血系统参与。

第二阶段，在 Ca^{2+} 的参与下，凝血酶原（因子Ⅱ）由凝血酶原激活物催化为有活性的凝血酶（因子Ⅱa）。

第三阶段，在凝血酶（因子Ⅱa）、因子ⅩⅢ和 Ca^{2+} 的催化下，血浆中可溶性的纤维蛋白原转变成不可溶性的纤维蛋白。纤维蛋白呈细丝状，纵横交错，网罗大量血细胞，形成凝胶状的血凝块，如图4.3所示。

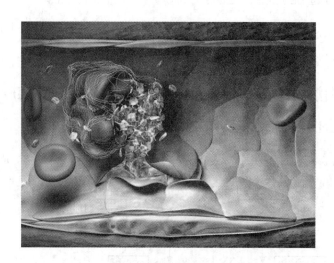

图4.3　血管内血栓形成示意图

（图片来源：http：//baike. so. com/doc/59794. html）

4.2　血栓的溶解——纤溶系统

正常情况下，组织损伤后所形成的止血栓在完成止血使命后，会逐步溶解，从而保证血管的通畅，也有利于受损组织的再生和修复。止血栓的溶解通常主要依赖于纤维蛋白溶解系统，简称纤溶系统。若纤溶系统活动亢进，则可因止血栓的提前溶解而有重新出血的倾向；若纤溶系统活动低下，则又不利于血管的再通，会加重血栓栓塞。

　　纤维蛋白溶解指血液凝固所形成的纤维蛋白被重新分解液化的过程，简称纤溶。参与纤溶过程的一系列化学物质组成的系统称为纤溶系统。纤溶是机体内重要的抗凝血过程。它和凝血过程一样，也是机体的一种保护性生理反应，对体内血液经常保持液体状态与管道畅通起着重要的作用。纤溶系统包括纤溶酶、纤溶酶的激活物与抑制物 3 个组成部分。纤维蛋白溶解的基本过程可分为两个阶段：纤溶酶原的激活与纤维蛋白（或纤维蛋白原）的降解，如图 4.4 所示。

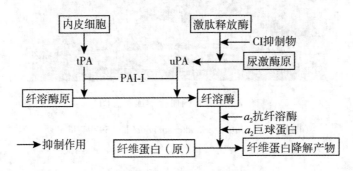

tPA：组织纤溶酶原激活物；uPA：尿激酶；

PAI-I：纤溶酶原激活物抑制剂

图 4.4　纤维蛋白溶解系统激活与抑制示意图

（1）纤溶酶原的激活

　　血浆中的纤溶酶在正常情况下，是以无活性的纤溶酶原的形式存在的。纤溶酶原通常由肝脏产生，也有少量纤溶酶原由嗜酸性粒细胞产生。纤溶酶原经过激活物的作用，发生有限水解，脱下一段肽链成为激活的纤溶酶。纤溶酶原激活物主要包括组织型纤溶酶原激活物（t-PA）、尿激酶型纤溶酶原激活物和激肽释放酶三种，其中，以前二种尤为重要。组织型纤溶酶原激活物（t-PA）和尿激酶型纤溶酶原激活物分别主要在血管内皮细胞和肾小管、集合管上皮细胞形成。

（2）纤维蛋白和纤维蛋白原降解

纤溶酶属于丝氨酸蛋白酶，它最敏感的底物是纤维蛋白和纤维蛋白原。在纤溶酶作用下，纤维蛋白和纤维蛋白原可被分解为许多可溶性小肽，称为纤维蛋白降解产物。纤维蛋白降解产物通常不再发生凝固，其中部分小肽还具有抗凝血作用。纤溶酶是血浆中活性最强的蛋白酶，特异性较低，除主要降解纤维蛋白及纤维蛋白原外，对部分凝血因子也有一定的降解作用。当纤溶亢进时，可因凝血因子的大量分解及纤维蛋白降解产物的抗凝作用而有出血倾向。

4.3 抗凝血系统

正常情况下，血管中的血液一般不会发生凝固。其原因在于：

①血管内膜光滑平整，对凝血因子ⅩⅡ和血小板无激活作用；

②血流速度快，不利于凝血因子集结；

③即使血管损伤，启动凝血过程，也只限于局部，会被血流冲走稀释，并在肝脾处被吞噬破坏；

④正常血液中还有抗凝物质和纤溶系统。

血浆中的抗凝物质主要是抗凝血酶Ⅲ和肝素。抗凝血酶Ⅲ能与凝血酶原以及因子Ⅶ、Ⅸa、Ⅹa结合使其失去活性，从而阻断凝血过程。肝素能增强抗凝血酶Ⅲ的活性，还能抑制凝血酶原的激活，抑制血小板黏附、聚集和释放。所以，临床上肝素是一种常用的抗凝剂。

4.4 三大系统的动态平衡

血液中存在相互拮抗的凝血系统和纤溶系统、抗凝血系统。凝血系统促使血栓形成，抗凝血系统抑制血栓形成，纤溶系统溶解已经形成的血栓并兼具抗凝血作用。

体内凝血和纤溶两系统是相互依存，紧密相联的。机体一旦产生凝血反应，也几乎同时激活纤溶系统，使体内多余的血栓移去，并通过负反馈效应使体内纤维蛋白原的水平降低，从而避免纤维蛋白的过多凝聚。

在生理状态下，血液中的凝血因子不断地被激活，产生凝血酶，形成微量纤维蛋白，沉着于血管内膜上。但激活了的纤维蛋白溶解系统又能不断地将这些微量的纤维蛋白溶解；同时，已激活的凝血因子不断地被单核吞噬细胞系统所吞噬。这种凝血系统和纤维蛋白溶解系统之间的动态平衡关系，既保证了血液有潜在的可凝固性，又始终保证了血液的流体状态。然而，有时在有某些可促进凝血的因子存在时，就会打破上述动态平衡，触发凝血系统，血液便可在血管腔内凝固，形成血栓。

根据临床需要，可采取适当措施来加速或延缓血凝过程。如外科手术中常用温热盐水浸泡纱布或明胶海绵压迫伤口来止血，这就是利用粗糙面加速因子Ⅻ激活和血小板的粘附、聚集、解体；利用温热来提高酶的活性和加快酶促反应速度，从而加速凝血过程，有利于止血。

在临床血液检验和输血时，为了使血液不凝固，必须将抽出的血液加入抗凝剂并放入冰箱中保存，以达到不凝固的目的。输血时，常用柠檬酸钠作为抗凝剂。

伤口愈合时，纤溶系统溶解血栓，恢复血液流动性，保证血管的通畅，同时促进受损组织再生和修复。

4.5　系统失衡造成血栓形成

青少年时期，人体各项新陈代谢活跃，血管健康，机体处于稳定的动态平衡状态。

青壮年时，血管开始老化，大气污染、吸烟等也会加速血管老化。于是，身体得到血管老化的信号，纤维蛋白原分泌增加，致使凝血和纤溶系统的平衡开始向凝血系统倾斜，纤维蛋白形成多于溶解，开始积累，形成血栓。

中老年时，血管已经老化，凝血和纤溶系统严重失衡，新陈代谢迟缓，身体各项机能衰减，大不如前；血管逐渐被血栓堵塞，机体也渐渐失去昔日的活力。血管老化过程如图4.5所示。

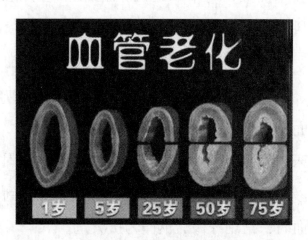

图 4.5 血管的老化过程

（图片来源：http://www.sinoyanglao.com/yangsheng/jiemu/tiantianyangsheng
20121224.htm）

所以，如平衡被打破，就会形成过多血栓，造成血管管腔阻塞，对机体造成严重甚至致命的危害，如阻塞血管动脉、栓塞、心瓣膜变形及全身性广泛出血和休克。

姜蕾、金大伟等在《年龄对部分凝血指标的影响及临床意义》一文中指出：凝血酶原时间 PT 和活化部分凝血酶时间 APTT 随年龄增长时间缩短，说明凝血功能指标升高。而纤维蛋白原含量 FIB 有随着年龄增长而增高的趋势，尤其是 50 岁以上人群，血浆 FIB 已被视为与胆固醇一样重要的危险

因素，它可以损伤内皮细胞，增加内皮通透性，加大血液的
黏滞度。

第五节　溶解血栓的关键——纤溶酶

随着年龄增加，凝血系统增强而形成血栓，抗凝血机制
对已经形成的血栓不能发挥作用，于是，溶解血栓只能依靠
纤溶系统，而其中的关键酶就是纤溶酶，它的本质是一种能
专一降解交联纤维蛋白的蛋白水解酶。而血栓是以交联纤维
蛋白作为构架，网罗大量异常血小板等各种血液物质聚集形
成的血块。

所以，纤溶酶是溶解血栓的关键，溶栓实质上就是一种
补充或激活纤溶酶，降解交联纤维蛋白，从而将已经形成的
血栓溶解的过程，如图 4.6 所示。

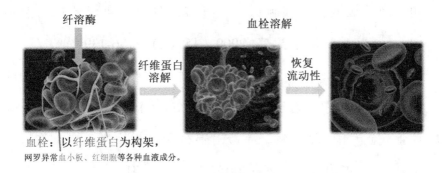

图 4.6　纤溶酶溶解血栓的原理

☞ 本章参考文献

1. 李家增. 临床血栓病学 [M]. 上海：上海交通大学出版社，2014.

2. 庞兴学，王显. 血栓形成的过程与机制研究进展 [J]. 中国比较医学杂志，2008，18（8）：44-48.

3. 周志健，李晓云，杨英姿，等. 纤溶-凝血系统在冠心病中的变化 [J]. 哈尔滨医科大学学报，1997（3）：34-36.

4. 阮秋蓉. 内皮细胞与纤溶凝血系统 [C] //中国病理生理学会动脉粥样硬化专业委员会五届一次会议论文集. 2002：3.

5. 张锦丽，贺茂林，陈清棠. 凝血和纤溶系统与脑血管疾病关系的研究概况 [J]. 北京军区医药，2001（3）：169-171.

6. 欧阳淑娟. 肾母细胞瘤血小板、凝血系统、抗凝血、纤溶系统功能状态及其相关 [C] //中国抗癌协会. 2000 全国肿瘤学术大会论文集. 中国抗癌协会，2000：1.

7. 陈伟宏，向定成，邱健，等. 比较国产比伐卢定与肝素对大鼠颈总动脉血栓模型凝血系统、纤溶系统及血小板活性的影响 [J]. 岭南心血管病杂志，2009，15（2）：136-139.

8. 范春海，隋启军. 凝血与纤溶系统的变化在手指再造术中的临床意义 [J]. 中国医药导报，2010，7（5）：21-22.

9. 姜蕾，金大伟，富宏然. 年龄对部分凝血指标的影响及临床意义 [J]. 中国实用医药，2007，2（14）：71.

10. 袁肇凯，黄献平，简维雄，等. 冠心病辨证与血凝纤溶系统关系的临床研究 [J]. 云南中医学院学报，2009，32（3）：

1-4.

11. 倪桂莲，殷平．血管年龄与早发性脑梗死颈动脉内膜厚度及其相关因素的分析 [J]．中风与神经疾病杂志，2012，29（11）：979-981.

12. 黄宁生，周素艳，廖景清，等．男性中青年干部血管年龄老龄化的影响因素分析 [J]．广州医药，2014，45（3）：29-31.

13. 陈锡阳，王安伟，魏有东，等．纤溶酶治疗急性脑梗死的疗效评价 [J]．当代医学，2011，17（33）：128-129.

14. 刘熔增，莫炜，于敏．纤溶酶及其衍生物溶栓研究进展 [J]．国际药学研究杂志，2014，41（3）：313-317.

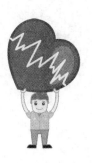

第五章

心脑血管疾病重在预防

随着人们生活水平的逐步提高，心脑血管疾病的发病率呈现逐年上升的趋势，严重威胁着人们的生命健康。该病是由血液的病变引起的，对人体的损害是隐秘的、渐进的、全身性的，同时并不表现出明显的临床症状，但却是人类健康的"头号杀手"。近年来，西方经济发达国家采取了一系列干预措施，心脑血管疾病的发病率已经呈现下降的趋势，而在我国的发病率却仍居高不下。

心脑血管疾病主要是由于人们生活不规律、吸烟酗酒、不注重锻炼身体、不注重健康饮食引起的。因此，要做好心脑血管疾病的预防与保健工作，就需要人们在日常生活中保持良好的膳食结构，加强体育锻炼，尽量戒烟戒酒，以防形成高血脂与高血压，从而预防心脑血管疾病的出现。

同时，应该正确认识自身存在的心脑血管疾病危险因素，采取自我保健措施，对自己的健康负责。若能保持一个良好的心态，积极地适应社会发展与变革，心胸开阔，积极参加健身运动，就能维持良好的血液循环，减缓肌肉萎缩，防止肥胖，改善心脏功能。

第一节　合理膳食

心脑血管疾病高发与现代人不良的饮食习惯有很大的关系。由于饮食结构中脂类、醇类物质过多，而人们又没有足够的运动促进脂类、醇类的代谢消耗，久而久之，导致人体内脂类、醇类物质增多。加之随着年龄增长，人体分泌超氧化物歧化酶等抗氧化物酶的能力降低，导致体内自由基水平升高，氧化血脂中的低密度脂蛋白胆固醇后沉积在血管壁，久之便使血管腔狭窄甚至发生堵塞。随着时间的推移，氧化的脂类物质容易与体内游离的矿物质离子结合，继而形成血栓。

在日常生活中，注意合理调整膳食结构，多食用高纤维食物，有助于降低人体的血清胆固醇，并能有效预防心脑血管疾病的发生。同时，多食用一些新鲜蔬菜、水果、块根和块茎类食物，能有效补充人体所需要的膳食纤维，并达到降脂、降压的效果，如图 5.1 所示。另外，在日常饮食中，还应保持饮食清淡，严格控制含胆固醇食物的摄取量，以减少胆固醇和脂肪酸的摄入。

具体措施如下：

①减少膳食总热量。应控制高脂肪食品（如肥肉、全脂奶制品或油炸食品等）及高糖食品（如糖果、含糖饮品和糕点等）的摄入量。限制食用油的使用量，控制在每天 20g（约 2 汤匙）以内。适当控制谷类的摄入量，增加蔬菜和水果等低能量密度食物的摄入量。

②降低膳食胆固醇摄入量。限制高胆固醇食物摄入，瘦肉小于 75g/天，蛋黄小于 4 个/周（如已患有高 TC 血症，则

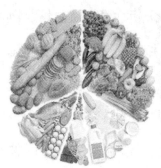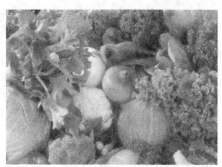

图 5.1　合理的食物结构

应不吃或少吃蛋黄），少吃或不吃肥肉、动物内脏、油炸食品、动物脑、鱼子、墨鱼和鱿鱼等。其他动物性食品每日摄入量也不应超过 50～100g。

③调整脂肪酸的比例。烹饪时，选择富含不饱和脂肪酸的植物油，如花生油、玉米油、豆油和橄榄油等，每天的摄入量应少于 25g。少用动物脂肪、人造黄油、椰子油、棕榈油等含饱和脂肪酸较高的油类。增加深海鱼类、淡水鱼类等富含 ω-3 多不饱和脂肪酸类产品的摄入量。适量补充硬果类和豆类食品。

④多吃富含维生素的新鲜蔬菜和水果。多食用青菜、大白菜、豆芽、洋葱、笋、冬瓜、番茄、茄子、海蜇和海带等类食物。蔬菜每日应摄入至少 400g，水果每日应摄入至少 100g。

⑤适量摄入鱼类。流行病学调查发现，每星期吃 1 次鱼

者因心脏病造成的死亡率明显低于不吃鱼者。

⑥多吃高钾、钙、镁食物。富含钾、钙、镁类食物的摄入，有助于控制钠所引起的高血压和血管损伤，这类食物包括核桃、花生、土豆、竹笋、瘦肉、豆类、冬菇、黑枣、杏仁、鱼、禽肉类，还有根茎类蔬菜如苋菜、油菜及大葱等，以及水果如香蕉、枣、桃、橘子等。含钙量较多的食物有各种豆制品，牛奶、酸奶、奶酪等奶制品，以及虾皮、紫菜、海带、木耳、蘑菇、鲜雪里蕻、核桃、花生、葵花子等，应提倡多食。含镁较多的食物有豆类、谷类、奶类以及绿色蔬菜和海产品等。

⑦补铁。研究发现，老年高血压患者血浆中铁值往往低于正常，因此，多食用豌豆、木耳等富含铁的食物，不但有助于降血压，还可预防老年人贫血。

⑧其他。主食宜多吃糙米和玉米等粗杂粮类食物，少吃精制米面。烹饪时，宜选择红糖、蜜糖，而不宜选用绵白糖和白砂糖。采用少量多餐的饮食方式，避免过饱，避免进食高热能、高脂肪、高胆固醇食物，适量限制饮食中蛋白质的摄入量。饮茶宜清淡，忌饮浓咖啡，少使用辛辣的调味品。

我国居民膳食钠的摄入量普遍较多，世界卫生组织建议钠盐摄入量的标准为每天小于6g，减少钠盐的摄入可使收缩压下降2~8 mmHg（1 mmHg＝0.133 kPa），应将每人每日食盐量逐步降至6g。要减少烹调用盐，可采取如下措施：①烹调用盐，最好使用有定量的盐勺加盐；控制酱油、黄酱等含盐高的调味品用量，可用食醋等用品代替；②日常生活中，食盐主要来源于腌制、卤制、泡制的食品，应少食或不食此类食品及其他含盐高的零食。此外，蛤贝类、虾米、皮蛋以及茼蒿菜、金花菜、空心菜等蔬菜含钠均较高，也应尽量少用上述食物。

冬季天气寒冷，人体代谢活动减慢，使心脑血管病发生率提高，因此应该注意保暖。心脑血管疾病患者身体受冷空气刺激时，血管会骤然收缩，导致血管阻塞，使身体某些部位的血流供应受阻，进而容易诱发心脑血管疾病。冬季虽然天气寒冷，但却是一年中最适宜进补和调整饮食的时期。中老年人身体机能减退，抵抗力差，因此需要适当进补。然而，由于冬季人们的活动量减少，若大量进补热性食物和滋补食材，很容易使血脂增高，从而诱发心脑血管疾病，因此，冬季进补需要根据个人的体质适度进行。

第二节　合理安排工作，保持心态平衡

心脑血管疾病的发作极易受外界环境影响，如患者在受到外界刺激后突然引发心脑血管疾病，尤其是心脏病患者。因此，日常生活中应注意避免心脑血管疾病患者受到外界刺激。患者在日常生活中应保持平和的心态，避免进行剧烈运动，但应适度锻炼，锻炼身体时，应注意循序渐进，并保持情绪的平和，避免出现较大的情绪波动，尽量选择动作轻柔的项目，并逐渐、适当地提高锻炼强度。锻炼后，应注意饮食的合理性，避免出现暴饮暴食、饮食过度的现象。

"压力山大"是不少现代人的通病，也是血管的敌人之一。压力过大，长期得不到释放、缓解，将导致各种心脑血管疾病。虽然说压力的应激是短暂的，属于急性应激，但反复发作的急性应激会引起冠状动脉炎症，甚至导致心脏病发作。

情绪激动会使心率加快，血压升高，容易并发脑血管意外和心肌梗死，生气着急也可能在一分钟内导致动脉狭窄100%，从而发生血管破裂。因此，冠心病、高血脂和高血压病患者尤其要放宽胸怀，切勿让情绪起伏太大。

近年来，国外实践证明，心脑血管疾病与人的性格是密不可分的。人的性格决定了人的行为，行为又影响了心脑血管的危险因素，继而引起心脑血管疾病。预防心脑血管疾病也可以从改变人的性格开始。

①乐观：生活态度积极的人，血管更健康。

②感恩：拥有一颗感恩的心，对生活中美好的事物心怀感恩，有助于无临床症状的心力衰竭患者改善身心健康状况。此外，越有感恩心的病人情绪越佳，睡眠质量也越高。

③有生活目标：研究表明，生活目标强烈的人，总体死

亡率可降低23%，而生活中缺乏目标感的人更容易罹患心脏病，心脑血管疾病的死亡率也更高。

④善意：一项分别针对健康人群和冠心病患者的分析发现，愤怒或/和有敌意使心脏事件发生率分别增加19%和24%。

⑤开朗：易怒而又不能发泄出来的人，其情绪不利于健康，也比较容易肥胖，易患高血压；性格内向使患心脏病的风险增加50%。

⑥喜欢热闹：孤独的人比社交活跃的人一般血压高出30 mmHg，患心脏病和中风的风险高3倍，其死于心脏病和中风的概率是正常人的2倍。科普期刊《中华养生保健》2010年第10期曾报道，美国一项涉及30万人的研究表明，孤独感的危害等同于酗酒或每天吸烟15支，甚至比不运动所带来的危害还要严重。

保持良好的心态，可以使机体的各个系统功能都处于最佳状态，这对降低心脑血管疾病的发生起着至关重要的作用。大量研究结果表明，保持心态平衡的效果，超过其他所有的保健措施。经常保持安宁愉快的心境，足以抵消绝大多数不利因素的消极影响。以健康积极的心态处理生活和工作中的矛盾，拥有一颗年轻的心、宽容的心、快乐的心，保持平衡的心态，是长寿的关键，也是健康人生的保证。

第三节 养成良好的生活习惯

中老年心脑血管疾病患者需要在日常生活中养成良好的生活习惯。首先，在平时生活中，应当制定合理的膳食结构和作息时间，并且生活规律。其次，还应注意天气变化，并适当增减衣物。再次，戒除不良嗜好与不卫生的生活习惯，保持健康的生活方式，有个人的兴趣爱好。据相关医学分析表明，体形较胖的人群，易有潜在的高血压、高血糖和高血脂等心脑血管疾病的危险因素。某些患者，可能心脏疾病已经发展到了一定程度，但由于工作原因，需要经常四处奔波，参加社会活动，导致生活不规律、过于疲劳，因而容易引起病情突发。

具体来讲，要注意做到以下几点：

①戒烟限酒，保证足够的睡眠时间，可对心脑血管疾病患者起到良好的保健作用。目前，我国有烟民3.5亿人，被动吸烟者5.4亿人，每年死于烟草相关性疾病者100万人，占全部死亡人数的12%。因吸烟而释放的尼古丁，能使血液中的血脂和脂蛋白增加。吸烟可以加速脂肪的代谢，从而导致清除胆固醇离开动脉的过程变得非常困难，而且这种氧化会伤害组成动脉壁的细胞，使其堵塞血管。有数据表明，吸烟者发生卒中风险是不吸烟者的2~3倍，发生冠心病的风险

较不吸烟者高 3.5 倍，死亡风险增高 6 倍，被动吸烟者发生冠心病的危险度升高69%、死亡危险度增加30%、卒中危险度升高56%，其危险度呈剂量反应性增加。因此，戒烟是公认的最重要和最经济的疾病防治措施。

适量饮酒对人体有兴奋作用，可扩张血管、加强循环、振奋精神、解除疲劳。但长期大量饮酒有害健康，酒精能延缓清除血液中的脂肪，造成甘油三酯和胆固醇的浓度提高，使血管平滑肌纤维变性，失去弹性，导致动脉硬化，发生高血脂、高血压、脑血管意外等。酒精还可使大脑皮层萎缩、大脑功能障碍，出现精神神经症状、意识障碍等。因此，戒烟限酒是预防心脑血管疾病的重要措施。

②夜间饮水：水是最廉价、安全、有效的保健品，对人体健康十分重要。人们都知道喝水的益处，但却忽视了夜间喝水的重要性，特别是患心脑血管疾病的老年人。身体缺水会加大血液黏稠度，血液过度黏稠，容易导致血栓形成，诱发心脑血管疾病。有些老年人夜间醒来时，会感到口干舌燥，这就是因为夜间未及时补充水分，导致血液黏稠引起的。很多老年人因害怕夜尿，养成了睡前不喝水的习惯。其实，老年人膀胱萎缩，容量减少，不喝水照样起床排尿。而且老年人由于肾功能减退，夜间尿量增多，导致体内缺水、血液黏稠，容易引起心脑血管疾病。因此，老年人夜间增加一次饮水非常重要。但对患有心衰和心功能不全的患者，睡

前不宜大量喝水，否则会增加心脏负担。由于老年人口渴中枢对缺水的反应变得迟钝，所以老年人应养成不渴也喝水的习惯。除了白天主动喝水外，夜间也应饮一杯水，稀释血液，降低血液黏度，减少脑中风的发病率。尤其是冬季，气候干燥，增加饮水利于稀释血液，还可以预防便秘。

③避免久坐不动：如果长时间保持同一姿势坐着不动，下肢肌肉的收缩活动会相对减少，导致人体血液流动减缓，血液黏稠度增加，为深静脉血栓的形成创造了条件。如果此时再猛然活动，很容易牵动不稳定的血栓，使之脱落而造成血栓栓塞。其次，长时间保持同一姿势后突然变换体位，很容易造成血压波动，出现体位性低血压，使心脑等器官供血不足，严重时会出现心悸、头晕、头痛等不适，甚至反复晕厥或诱发脑卒中。

④避免熬夜：熬夜会打乱生物钟，使机体分泌过多的肾上腺素和去甲肾上腺素，从而使血管收缩、血流减慢、血液黏稠度增加。研究表明，长期熬夜的人，患心脏病的风险比正常人高 1 倍。因此，一定要保证作息规律，走出睡眠误区，尽量保持定时睡眠的习惯，维持固定的起床时间，在双休日也不要太"放纵"。

第四节　合理安排运动，控制体重

国内外的大量研究证明，缺乏体力活动是心脑血管疾病的确定危险因素。为了有效地预防心脑血管疾病，应根据个人及环境的具体情况进行体育锻炼。

运动的形式可以根据自身的爱好和身体状况选择，如步行、打太极拳、练气功、快走、慢跑、游泳等。运动的强度为中等量，每周运动 3～5 次，每次持续约 30 分钟，以每分钟心率不超过 170 次或稍微出汗为宜。还应注意量力而行，循序渐进。

典型的体力活动计划包括三个阶段：5～10 分钟的轻度热身活动；20～30 分钟的耐力活动或有氧运动；放松阶段约 5 分钟，逐渐减少用力，使心脑血管系统的反应和身体产热功能逐渐稳定下来。

如果运动不合理，如程度过于强烈、持续时间过长、做大幅度的低头弯腰等动作，不仅达不到治疗目的，而且很有可能引起头昏头重，甚至会使小血管因承受超负荷的压力而破裂，进而引发脑出血。运动时，应当精神放松、心情愉快、不过度用力、呼吸自然、不闭气。做弯腰动作时，应注意不要使头长时间低于心脏的位置，中途多加休息，避免感到疲劳。

对心脑血管疾病患者而言，应当适量运动，过量的运动会诱发疾病，而运动量减少也会造成血流缓慢，血脂升高。每个人应根据自己的具体情况，如年龄、性别、健康状况、个人爱好、肥胖程度等选择适宜的运动形式、运动强度和运动量。

心脑血管疾病患者锻炼要注意循序渐进、持之以恒，并结合自身情况量力而行，不宜选择过于剧烈的运动，一般以轻、中度运动量为宜，如步行、慢跑、骑单车、爬楼梯、跳舞和打太极拳等，每天 30 分钟，每周 5 天以上。老年人更要循序渐进，提倡散步，每天 1 小时，分次进行，也可做保健操和打太极拳等。中老年心脑血管疾病患者若进行晨练，则不宜过早进行，因为清晨人体各神经系统处于抑制状态，活力不足，如果此时突然进行大幅度锻炼，会使神经兴奋性突然增高，因而极易诱发心脑血管疾病，尤其在冬季，更应该注意这个问题。冬季气温低，清晨人体血管应变力最差，是急性心梗发生的高峰时段，故冬季要等太阳升起来之后再去锻炼，此时，温度回升，可避免机体突然受到寒冷刺激而发病。

体重和身高有关，通常用体重指数（BMI）来衡量人体的肥胖程度，理想体重是体重指数（BMI，kg/m^2）维持在 $18.5 \sim 24.9\ kg/m^2$。超重（BMI $\geqslant 25\ kg/m^2$）和肥胖（BMI $\geqslant 30\ kg/m^2$）是心脑血管疾病的重要危险因素，体重每增加 10%，患心脑血管疾病的风险将增加 5%。建议超重和肥胖者采用健康的生活方式，采用增加体力活动等方式减轻体重。

第五节　接受健康教育，定期体检

积极参加心脑血管疾病防治专题讲座，有利于提高公民的自我预防保健能力，有利于人们平时生活中积极采取合理的饮食方案并积极锻炼。当身体出现症状时，可以积极主动地在第一时间向医生求治，并遵循医嘱，采取适当的治疗方案。

45岁以上的中年人、肥胖者、高血脂症者、有心脑血管疾病家族史者、长期进食荤腥者和工作压力过大的人，都应定期去正规医院检查血生化、血压、血糖等。已患有心脑血管疾病者，则要积极接受治疗，并严格遵守医嘱。

近年来，心脑血管疾病患者有年轻化的趋势，由此可见预防保健的必要性和重要性。我国中医历来提倡预防疾病的发生，三千年前就提出"治未病"的思想。《素问·四气调神大论》中提出："是故圣人不治已病治未病，不治已乱治未乱；夫病已成而后药之，乱已成后治之，譬犹渴而凿井，斗而铸锥，不亦晚乎！"可见，及时治疗高血脂、高血糖、高血压，及时清除血管斑块，对于控制心脑血管疾病具有重要意义。

总之，想要预防心脑血管疾病，就需要动员人们积极参与到心脑血管疾病的预防与保健工作中来，使人们深刻意识到心脑血管疾病对人体的危害，从而提高人们对心脑血管疾病的预防和对自身的保健意识。只有这样，才能有助于降低心脑血管疾病的发生率，真正做到对疾病早预防、早治疗。

重视心脑血管疾病的防治，关键是要付诸行动。中老年人处于人生的"多事之秋"阶段，不应满足于自我感觉良好，对身上的小毛病不以为然。人到老年，血管老化严重，免疫功能减弱，新陈代谢减缓，机体反应迟钝，更容易发生心肌梗死、脑梗死、脑溢血、猝死等心脑血管系统疾病。所以，老年人更应该养成良好的生活习惯，重视身体上的每一处异常，定期做身体检查，没病预防，有病早治。

我国是一个老龄化国家，心脑血管疾病高发。但是，只要让中老年人做到起居有常、生活有规律、劳逸结合、合理饮食、保持心理平衡、尽量降低疾病的危险因素，并做到有病早发现早治疗，就可以有效地减少和控制心脑血管疾病的发生。

☞ **本章参考文献**

1. 朱海燕. 浅谈心脑血管疾病的预防与保健 [J]. 中国医药指南, 2013 (36): 297-298.

2. 刘福平. 中老年心脑血管疾病的预防及治疗 [J]. 当代医学, 2011, 17 (25): 47-48.

3. 李登清. 常见心脑血管疾病防治 [M]. 北京: 科学技术文献出版社, 2006.

4. 刘军梅．心脑血管疾病的预防与保健探究［J］．大家健康（学术版），2013，7（9）：25-26.

5. 罗钢．老年性高血压治疗与心脑血管疾病的预防［J］．河北医学，2012，18（7）：979-980.

6. 祁永兰．预防保健与健康指导对心脑血管疾病的影响探究［J］．中国医药指南，2016，14（16）：150-151.

7. 胡奎明．心脑血管疾病的一级预防［J］．实用心脑肺血管病杂志，2001（4）：244-246.

8. 聂柏河．心脑血管疾病的危险因素和社区预防［J］．中国民族民间医药，2012，21（5）：66.

9. 景希东．老年性高血压的治疗与心脑血管疾病的预防［J］．中国现代药物应用，2014，8（24）：138-139.

10. 李月芹．心脑血管疾病的预防和治疗［J］．大家健康（学术版），2011，5（18）：47-48.

11. 张泮翠．试论中老年心脑血管疾病的预防及治疗［J］．中西医结合心血管病电子杂志，2015，3（4）：90-91.

第六章

心脑血管疾病的诊断及治疗手段

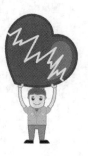

第一节　针对心脑血管疾病早期检查的建议

根据现有研究成果，国内外学术机构对于无症状成人心脑血管疾病风险评估和心脑血管疾病一级预防提出如下建议：

①针对所有无症状成人建议：

20 岁时应进行首次心脑血管危险评估，40 岁以上个体应至少每 5 年进行一次危险评估。有 2 个以上危险因素的个体，应每年进行一次危险评估。

18 岁以上成人至少每 2 年监测血压 1 次，35 岁以上成人至少每 1 年监测血压 1 次，高血压患者调整治疗期间每日监测血压至少 2 次，血压平稳后每周监测血压 2 次。鼓励家庭自测血压。

一般人群健康体检应包括血脂检测。40 岁以下血脂正常人群，每 2~5 年检测 1 次血脂；40 岁以上人群至少每年进行 1 次血脂检测，心脑血管病高危人群每 6 个月检测 1 次血脂。

40 岁开始每年检查一次空腹血糖，健康人 45 岁开始或超重者应定期检测血糖，正常时 3 年检查一次，高血压或冠心病患者常规进行糖耐量试验（OGTT）检测，正常时每 3 年检测一次。

劝告所有吸烟者戒烟。

②针对所有无症状成人及既往未诊断冠心病者：

应该根据传统的心脑血管疾病危险因素（年龄、性别、血压、超重与肥胖、总胆固醇水平、吸烟和糖尿病等），使用"Framingham 风险评估工具"或"中国人缺血性心血管病 10 年发病危险评估表"等风险评估工具对无症状个体的心血管疾病危险进行定量评估，获得总体危险评估结果，见表 6.1。

表 6.1　　　　中国人缺血性心血管病 10 年发病危险评估表

男　性			
第一步：评分			
年龄（岁）	得分	收缩压（mm Hg）	得分
35~39	0	<120	−2
40~44	1	120~129	0
45~49	2	130~139	1
50~54	3	140~159	2
55~59	4	160~179	5
≥60 岁，每增加 5 岁得分加 1 分		≥180	8

续表

第一步：评分			
体质指数（kg/m²）	得分	总胆固醇（mg/dl）	得分
<24	0	<200	0
24~27.9	1	≥200	1
≥28	2		
吸烟	得分	糖尿病	得分
否	0	否	0
是	2	是	1

第二步：计算总得分（所有得分相加）

第三步：查绝对危险

总分	10年ICVD绝对危险（%）	总分	10年ICVD绝对危险（%）
≤-1	0.3	9	7.3
0	0.5	10	9.7
1	0.6	11	12.8
2	0.8	12	16.8
3	1.1	13	21.7
4	1.5	14	27.7
5	2.1	15	35.3
6	2.9	16	44.3
7	3.9	≥17	≥52.6
8	5.4		

第四步：与参考标准比较，求得相对危险

10年ICVD绝对危险（%）参考标准

年龄（岁）	平均危险	最低危险
35~39	1.0	0.3
40~44	1.4	0.4
45~49	1.9	0.5
50~54	2.6	0.7
55~59	3.6	1.0

续表

<table>
<tr><td colspan="4" align="center">女 性</td></tr>
<tr><td colspan="4" align="center">第一步：评分</td></tr>
<tr><td align="center">年龄（岁）</td><td align="center">得分</td><td align="center">收缩压（mm Hg）</td><td align="center">得分</td></tr>
<tr><td align="center">35~39</td><td align="center">0</td><td align="center"><120</td><td align="center">2</td></tr>
<tr><td align="center">40~44</td><td align="center">1</td><td align="center">120~129</td><td align="center">0</td></tr>
<tr><td align="center">45~49</td><td align="center">2</td><td align="center">130~139</td><td align="center">1</td></tr>
<tr><td align="center">50~54</td><td align="center">3</td><td align="center">140~159</td><td align="center">2</td></tr>
<tr><td align="center">55~59</td><td align="center">4</td><td align="center">160~179</td><td align="center">3</td></tr>
<tr><td align="center">≥60 岁，每增加 5 岁得分加 1 分</td><td align="center"></td><td align="center">≥180</td><td align="center">4</td></tr>
<tr><td align="center">体质指数（kg/m²）</td><td align="center">得分</td><td align="center">总胆固醇（mg/dl）</td><td align="center">得分</td></tr>
<tr><td align="center"><24</td><td align="center">0</td><td align="center"><200</td><td align="center">0</td></tr>
<tr><td align="center">24~27.9</td><td align="center">1</td><td align="center">≥200</td><td align="center">1</td></tr>
<tr><td align="center">≥28</td><td align="center">2</td><td align="center"></td><td align="center"></td></tr>
<tr><td align="center">吸烟</td><td align="center">得分</td><td align="center">糖尿病</td><td align="center">得分</td></tr>
<tr><td align="center">否</td><td align="center">0</td><td align="center">否</td><td align="center">0</td></tr>
<tr><td align="center">是</td><td align="center">1</td><td align="center">是</td><td align="center">2</td></tr>
</table>

第二步：计算总得分（所有得分相加）

第三步：查绝对危险

总分	10 年 ICVD 绝对危险（%）	总分	10 年 ICVD 绝对危险（%）
−2	0.1	6	2.9
−1	0.2	7	3.9
0	0.2	8	5.4
1	0.2	9	7.3
2	0.3	10	9.7
3	0.5	11	12.8
4	1.5	12	16.8
5	2.1	≥13	21.7

第四步：与参考标准比较，求得相对危险		
10 年 ICVD 绝对危险（%）参考标准		
年龄（岁）	平均危险	最低危险
35～39	0.3	0.1
40～44	0.4	0.1
45～49	0.6	0.2
50～54	0.9	0.3
55～59	1.4	0.5

根据总体危险评估结果，可以将受检者分为：低度危险（缺血性心血管病 10 年发病危险<10%）、中度危险（缺血性心血管病 10 年发病危险 10%～20%）和高度危险（缺血性心血管病 10 年发病危险>20%）。对于低危人群应该从改变生活方式做起；对于中危人群需要进一步检查来评估风险并决定是否需要干预；对于高风险人群需要进行进一步的危险因素干预和药物治疗。

家族史是心脑血管疾病的独立危险因素。家族史可以帮助个体进行新的危险分层，尤其是具有中等程度心脑血管疾病风险者。对所有无症状成年人进行心脑血管疾病风险评估时，应该详细了解其心脑血管疾病家族史，特别是冠心病和脑卒中，并建议有心脑血管疾病家族史者改善生活方式，纠正危险因素。

③针对低度到中度危险（缺血性心血管病 10 年发病危

险为 6%～10%）的无症状成人，如有必要，可应用计算机断层扫描（CT）进行冠状动脉钙化（CAC）测量。

④针对中度危险（缺血性心血管病 10 年发病危险为 10%～20%）的无症状成人，在心血管疾病风险评估时，对于≤50 岁男性或≤60 岁女性，如有必要，可以进行 CRP 水平（C 反应蛋白）检测。无高血压或糖尿病者，如有必要，可以检测尿微量白蛋白（MAU）。

如有必要，可以进行运动心电图检查，应采用超声技术测量颈动脉内中膜厚度（IMT），应进行踝-臂指数（ABI）检测，可应用 CT 技术进行冠状动脉钙化（CAC）测量。

⑤对于合并糖尿病或有冠心病家族史者，或之前风险评估曾提示冠心病风险为高度危险（如 CAC 积分≥400）的无症状成年人，可采用负荷核素心肌灌注显像（MPI）作为其高级心血管风险评估的检查方法。

⑥针对有高血压的无症状成人，评估其心血管病危险时，应检测血浆同型半胱氨酸（HCY）水平、尿微量白蛋白（MAU），应常规进行静息 12 导联心电图检查，可以应用超声心动图检测左室肥厚。如有必要，可以进行外周动脉血流介导的血管舒张功能（FMD）检测。

⑦针对有糖尿病的无症状成人，评估心血管病危险时，应检测尿微量白蛋白（MAU），常规进行静息 12 导联心电图检查。对于有糖尿病（不伴有高血压）的无症状成年人，评

估心血管病危险时，如有必要，可以检测血浆 HCY 水平，可以进行外周动脉血流介导的血管舒张功能（FMD）检测，可以检测 HbA1C。

对于患有糖尿病且大于 40 岁的无症状成年人，评估心血管病危险时，推荐进行 CAC 测量。

对于患有糖尿病的无症状成年人或既往评估为冠心病高危（如 CAC 积分≥400）者，如有必要，可以进行负荷 MPI 高级心血管危险评估。

⑧针对有心绞痛症状的慢性稳定性心绞痛患者或既往诊断过冠心病的患者，应进行空腹血糖、血脂检查，必要时进行糖耐量试验；了解冠心病危险因素；查血红蛋白，了解有无贫血（可能诱发心绞痛）；必要时检查甲状腺功能。

对于胸痛较明显的患者，需查血心肌肌钙蛋白（cTnT 或 cTnl）、肌酸激酶（CK）及同工酶（CK-MB），以与急性冠状动脉综合征相区别。

所有胸痛患者均应进行静息心电图检查。当胸痛发作时，争取做心电图检查，缓解后应立即复查。静息心电图无明显异常者需进行心电图负荷试验。

胸部 X 线检查有助于了解心肺疾病的情况，如有无充血性心力衰竭、心脏瓣膜病、心包疾病等。

对疑有慢性稳定性心绞痛患者进行超声心动图或核素心肌灌注显像检查。

有下列情况者可进行运动负荷超声心动图或负荷 MPI 检查：静息心电图异常、起搏心律、预激综合征、LBBB、ST 段下降>1mm 等心电图运动试验难以精确评估者；心电图运动试验不能下结论，而冠状动脉疾病可能性较大者；既往血管重建（PCI 或 CABG）患者，症状复发，需了解缺血部位者，必要时可替代心电图运动试验。非典型胸痛，而冠心病可能性较低者，如女性，可替代心电图运动试验评价冠状动脉造影临界病变的功能严重程度；已行冠状动脉造影、计划进行血管重建治疗者，以及需先了解心肌缺血部位者。

药物负荷试验：包括双嘧达莫、腺普或多巴酚丁胺药物负荷试验，适用于需进行运动负荷超声心动图或负荷 MPI 试验但不能运动的患者。负荷试验阴性者，冠心病发生的可能性较低；已知有冠心病者，负荷试验正常则是低危患者，心血管事件的发生率也较低。

有以下情况者应进行冠状动脉造影检查：严重稳定性心绞痛（CCS 分级 3 级或以上者），特别是药物治疗不能很好缓解症状者；不论心绞痛严重程度如何，无创方法评价为高危的患者；心脏停搏存活者；患者有严重的室性心律失常；血管重建（PCI，CABG）患者有早期中等或严重程度的心绞痛复发；伴有慢性心力衰竭的患者或左室射血分数（LVEF）明显减低的心绞痛患者；无创评价属中-高危的心绞痛患者需要考虑大的非心脏手术时，尤其是血管手术时（如主动脉瘤修复，颈动脉内膜剥脱术，股动脉搭桥等）；无创检查不能下结论，或冠心病中-高危患者，且不同的无创检查结论不一致；对预后有重要意义的部位 PCI 后，有再狭窄高危的患者。

心脑血管疾病预防的有效施行需要医生和患者之间建立相互信任的合作关系，在疾病的早期阶段，使用干预手段降低总的心脑血管病风险，让更多的患者意识到心脑血管疾病预防的好处和重要性，从而积极参与和坚持。在各方的努力下，一定能够使心脑血管疾病的发病率、死亡率下降。

第二节　心脑血管疾病的诊断

2.1　相关参数诊断标准

（1）高血压

1）诊断标准

目前我国采用国际上统一的高血压诊断标准，即在未用抗高血压药的情况下，非同日 3 次测量血压，收缩压 ≥ 140mmHg 和/或舒张压 ≥ 90mmHg 即可诊断为高血压。患者既往有高血压病史，目前正在使用降压药，血压虽然低于

140/90mmHg，也可诊断为高血压。血压的分类和标准见表6.2：

表6.2 血压的分类和标准

类别	收缩压（mmHg）		舒张压（mmHg）
正常血压	<120	和	<80
正常高值	120~139	和（或）	80~89
高血压			
1级（轻度）	140~159	和（或）	90~99
2级（中度）	160~179	和（或）	100~109
3级（重度）	≥180	和（或）	≥110
单纯收缩期高血压	≥140	和	<90

注：当收缩压和舒张压分属于不同级别时，以较高的分级为准。

本标准适用于男性、女性成年人。

2）分层的评估

高血压患者根据血压水平和其他危险因素及病史，分为低危、中危、高危和极高危4个层次，见表6.3。

表6.3 高血压分层评估

其他危险因素和病史	1级高血压	2级高血压	3级高血压
无	低危	中危	高危
1~2个其他危险因素	中危	中危	极高危

续表

其他危险因素和病史	1级高血压	2级高血压	3级高血压
≥3个其他危险因素或靶器官损害	高危	高危	极高危
临床并发症或合并糖尿病	极高危	极高危	极高危

影响分层的其他危险因素及病史见表6.4。

表6.4 　　　　　　　　**影响分层的其他危险因素**

心血管危险因素	靶器官损害	伴临床疾病
血压（1~3级）	左心室肥厚	脑血管疾病
年龄>55岁（男）；>65岁（女）	蛋白尿和/或轻度血肌酐浓度升高	心脏疾病
吸烟	超声或X线证实有动脉粥样斑块	肾疾病
血脂异常		外周血管病
糖尿病		视网膜病
肥胖（BMI≥28）		
腰围≥90cm 男；≥80cm 女		
早发心血管病家族史		
久坐不动的生活方式		

（2）高血脂

1）诊断标准

血脂的检测项目包括：总胆固醇（TC）、三酰甘油（TG）、高密度脂蛋白胆固醇（HDL-C）和低密度脂蛋白胆固醇（LDL-C）。血脂水平分层标准见表6.5。

表 6.5 血脂水平分层标准

分层	TC〔mmol/L（mg/dL）〕	LDL-C〔mmol/L（mg/dL）〕	HDL-C〔mmol/L（mg/dL）〕	TG〔mmol/L（mg/dL）〕
合适范围	<5.18（200）	<3.37（130）	≥1.04（40）	<1.70（150）
边缘升高	5.18~6.19（200~239）	3.37~4.12（130~159）		1.70~2.25（150~199）
升高	≥6.22（240）	≥4.14（160）	≥1.55（60）	≥2.26（200）
降低			<1.04（40）	

注：1mmol/L=38.7mg/dL。

血脂异常的临床分型见表 6.6。

表 6.6 血脂异常的临床分型

分型	TC	TG	HDL-C
高胆固醇血症	增高	/	/
高三酰甘油血症	/	增高	/
混合型高脂血症	增高	增高	/
低高密度脂蛋白血症	/	/	降低

2）分层的评估

按照有无高血压、其他心血管危险因素的多少、有无冠心病及其等危症，结合血脂水平进行血脂异常分层，见表 6.7。

表 6.7   **血脂异常分层评估**

危险分层	TC 5.18~6.19mmol/L 或 LDL-C 3.37~4.12mmol/L	TC≥6.22mmol/L 或 LDL-C≥4.14mmol/L
无高血压且其他危险因素数[①]<3	低危	低危
高血压或其他危险因素≥3	低危	中危
高血压且其他危险因素数≥1	中危	高危
冠心病及其等危症[②]	高危	高危

注：①其他危险因素包括年龄（男≥45 岁，女≥55 岁）、吸烟、低 HDL-C、肥胖和早发缺血性心血管病家族史；②冠心病和冠心病等危症，此类患者在未来十年内均具有极高的发生缺血性心血管事件的综合危险，需要积极降脂治疗。

（3）高血糖

人体血糖值范围与相应指征见表 6.8。

表 6.8   **人体血糖值范围与相应指征**

糖代谢分类	空腹（mmol/L）	餐后 2 小时（mmol/L）
正常范围	3.9~6.0	<7.8
空腹血糖调节受损	6.1~6.9	<7.8
糖耐量减低	<7.0	7.8~11.0
考虑糖尿病	≥7.0（两次）	≥11.1（或随机血糖或空腹糖耐量测试）
低血糖症	<2.8	

注：空腹指 8 小时内无糖及任何含糖食物摄入。表中的值均指静脉血浆葡萄糖值。

（4）凝血四项

①活化部分凝血活酶时间（APTT）：秒数：25~37，与

正常对照比较超过 10s 以上为异常，主要反映内源性凝血系统状况，常用于监测肝素用量。增高见于血浆因子Ⅷ、因子Ⅸ和因子 XI 水平降低：如血友病 A、血友病 B 及因子 XI 缺乏症；降低见于高凝状态：如促凝物质进入血液及凝血因子的活性增高等情况。

②凝血酶原时间（PT）：秒数：11～14，与正常对照超过 3s 以上为异常，主要反映外源性凝血系统状况，其中 INR 常用于监测口服抗凝剂。延长见于先天性凝血因子Ⅱ、Ⅴ、Ⅶ、Ⅹ缺乏及纤维蛋白原缺乏，后天凝血因子缺乏主要见于维生素 K 缺乏、严重的肝脏疾病、纤溶亢进、DIC、口服抗凝剂等；缩短见于血液高凝状态和血栓性疾病等。

③纤维蛋白原（FIB）：2～4 g/L，主要反映纤维蛋白原的含量，增高见于急性心肌梗死，降低见于 DIC 消耗性低凝溶解期、原发性纤溶症、重症肝炎、肝硬化。

④凝血酶时间（TT）：秒数：12～16，与正常对照超过 3s 以上为异常，主要反映纤维蛋白原转为纤维蛋白的时间。增高见于 DIC 纤溶亢进期，低（无）纤维蛋白原血症，异常血红蛋白血症，血中纤维蛋白（原）降解产物（FDPs）增高；降低无临床意义。

此外，D-二聚体是一个特异性的纤溶过程标记物，来源于纤溶酶溶解的交联纤维蛋白凝块。血浆 D-二聚体测定是了解继发性纤维蛋白溶解功能的一个试验。本试验的影响因素很多，结果判断时需加以考证。只要机体血管内有活化的血栓形成及纤维溶解活动，D-二聚体就会升高。增高或阳性见于继发性纤维蛋白溶解功能亢进，如高凝状态、弥散性血管内凝血、肾脏疾病、器官移植排斥反应、溶栓治疗等。

2.2 心脑血管疾病的主要检测手段

（1）心电图

心电图是用心电图机从体表记录心脏每一运动周期所产生的电活动变化图形的技术，如图 6.1 所示。心脏在每个心动周期中，由起搏点、心房、心室相继兴奋，都伴随着生物电的变化，通过心电扫描机器从体表引出多种形式的电位变化的图形即心电图。心电图是心脏兴奋的发生、传播及恢复过程的客观指标。心电图是冠心病诊断中最早、最常用和最基本的诊断方法。根据所记录的心电图波形的形态、波幅大小以及各波之间的相对时间关系，再与正常心电图进行比较，就能诊断出心脏疾病，如心电节律不齐、心肌梗死、前期收缩、高血压以及心脏异位搏动等。

心电图在心脑血管疾病诊断上的应用：①可显示心脏电生理、解剖、代谢和血流动力学改变，并提供各种心脏病确诊和治疗的基本信息；②判断心律失常类型；③是具有心肌梗死可能先兆症状如胸痛、头晕或晕厥病人的首选检查；④可诊断心绞痛，当冠状动脉供血不足引起心绞痛发作时，

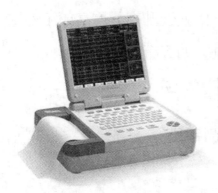 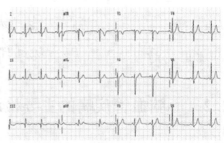

图 6.1 心电图

（图片来源：http：//baike. so. com/doc/5331121-5566358. html；http：//www. med66. com/new/658a663aa2009/200932zhangf152236. shtml）

心电图会发生变化；⑤部分病人心房心室肥厚可在心电图上表现出来。

（2）动态心电图

动态心电图可连续记录 24 小时心电活动的全过程，包括休息、活动、进餐、工作、学习和睡眠等不同情况下的心电图资料，能够发现常规心电图不易发现的心律失常和心肌缺血，是临床分析病情、确立诊断、判断疗效重要的客观依据。动态心电图是常规心电图的补充，二者缺一不可，不能互相代替，何时需要做哪种检查，要由医生确定。动态心电图的用途很广，主要用于捕捉阵发性心律失常，如有阵发性心动过速和早搏，记录下发生时间、数量和分布状态；有无一过性心绞痛、心肌缺血以及发作的诱因和发生时间；还可对一些经常出现心脑血管病症状的患者进行鉴别诊断，如图6.2 所示。

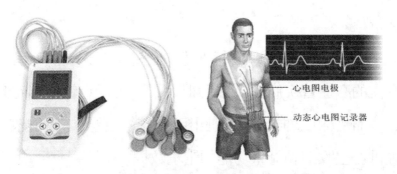

心电图电极

动态心电图记录器

图 6.2　动态心电图

动态心电图在心脑血管疾病诊断上的应用：①对各种心率失常患者可检测出有无威胁生命的心律紊乱；②常用于各种心血管疾病如心肌梗死、心肌病、心肌炎等心脏病所致各种心律失常的检测；③广泛用于抗心律失常代谢药物的疗效的评价研究工作；④可应用于晕厥病人的研究，以发现心源性晕厥的病例，以便病人得到及时治疗。

（3）超声心动图

超声心动图是利用超声的特殊物理学性质检查心脏和大血管的解剖结构及功能状态的一种首选无创性技术。包括 M型超声、二维超声、脉冲多普勒、连续多普勒和彩色多普勒血流现象等。

M 型超声心动图和二维超声心动图可实现观察心脏和大血管结构，对心包积液、心肌病、先天性心脏病、各种心瓣膜病、急性心肌梗死的并发症（如室间隔穿孔、室壁瘤、假性室壁瘤等）、心脏内附壁血栓形成等有重要的诊断价值。对冠心病、高血压性心脏病、肺心病、大血管疾患也有辅助诊断价值。

多普勒超声可探测血流速度和血流类型，因而对有分流和返流的心血管疾病诊断帮助很大，可进行定量或半定量分析，与 M 型和二维超声心动图相结合益处更大，还能较准确地提供左室收缩和舒张功能的定量数据。

三维重建超声心动主要解决心脏的定量分析和提供更清晰的立体结构，各种负荷超声心动图主要是为了提高超声心动图对冠心病的诊断价值，通过运动或应用多巴酚丁胺来增加心脏负荷或用潘生丁产生"窃血"诱发心肌缺血，缺血处心肌收缩期运动减弱或不运动。此法对诊断冠心病的敏感性和特异性优于心电图运动试验。

经食道超声是经胸超声心动图的一种补充，目前已在国内少数大医院展开，主要应用于确定栓子的来源，特别是对经胸超声不能获得满意图像及左心耳部血栓、感染性心内膜炎、主动脉夹层、术中监测等。

血管内超声主要应用于冠脉内，使用直径为 1.1~1.8 毫米的导管（顶端装有超声探头），将其放置到冠脉病变部位可更好地观察病变外形，且可根据回声特性判断病变构成，这一点优于冠脉造影，还可用它观察经皮腔内冠状动脉成形术后冠脉的结构变化。

（4）冠脉造影

造影导管经过外周动脉插入至冠状动脉口，然后把造影剂注入冠状动脉中，使冠状动脉显影，这样就可清楚地将整个左或右冠状动脉的主干及其分支的血管腔显示出来，可以了解血管有无狭窄病灶存在，对病变部位、范围、严重程度、血管壁的情况等作出明确诊断，以此决定治疗方案，还可用来判断疗效。这是一种较为安全可靠的有创诊断技术，现已广泛应用于临床，被认为是诊断冠心病的"金标准"。

冠脉造影的主要作用：①可以评价冠状动脉血管的走形、数量和畸形；②评价冠状动脉病变的有无、严重程度和病变范围；③评价冠状动脉功能性的改变，包括冠状动脉的痉挛和侧枝循环的有无；④可以兼顾左心功能的评价。在此基础上，可以根据冠状动脉病变程度和范围进行介入治疗；评价冠状动脉搭桥术和介入治疗后的效果；可以进行长期随访和预后评价。

若以诊断为主要目的，可用于：①不明原因的胸痛，无创性检查不能确诊，临床怀疑冠心病；②不明原因的心律失常，如顽固的室性心律失常或新发传导阻滞；③不明原因的左心功能不全，主要可见于扩张型心肌病或缺血性心肌病，两者鉴别往往需要行冠状动脉造影，图 6.3 为血管冠脉造影图；④经皮冠状动脉介入治疗或冠状动脉旁路移植后复发心绞痛；⑤先天性心脏病和瓣膜病等重大手术前，年龄>50岁，其易合并有冠状动脉畸形或动脉粥样硬化，可以在手术的同时进行干预；⑥无症状但疑有冠心病，在高危职业如飞行员、汽车司机、警察、运动员及消防员等或医疗保险需要。

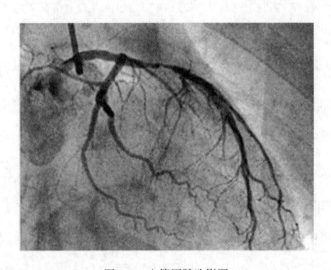

图 6.3 血管冠脉造影图

（图片来源：http：//baike. so. com/doc/6551440-6765187. html）

若以治疗为目的，如果临床冠心病诊断明确，行冠状动脉造影可进一步明确冠状动脉病变的范围、程度，选择治疗方案。①稳定型心绞痛或陈旧心肌梗死，内科治疗效果不佳，影响学习、工作及生活；②不稳定型心绞痛，首先采取内科积极强化治疗，一旦病情稳定，积极行冠状动脉造影，内科药物治疗无效，一般需紧急造影。对于高危的不稳定型心绞痛患者，以自发性为主，伴有明显心电图的 ST 段改变及梗死后心绞痛，也可直接行冠状动脉造影；③无症状性冠心病，其中对运动试验阳性、伴有明显的危险因素的患者，应行冠状动脉造影；④CT 等影像学检查发现或高度怀疑冠状动脉中度以上狭窄或存在不稳定斑块；⑤原发性心脏骤停复苏成功、左主干病变或前降支近段病变的可能性较大的均属高危人群，应早期进行血管病变干预治疗，需要评价冠状动脉；⑥冠状动脉旁路移植术后或 PCI 术后，心绞痛复发，往往需要再行冠状动脉病变评价。

（5）脑电图

脑电图是通过精密的电子仪器，从头皮上将脑部的自发性微弱的生物电位放大约 100 万倍后描记于纸上的生物电曲线图，是通过电极记录下来的脑细胞群的自发性、节律性电活动。正常人和某些神经系统或全身性疾病患者的脑电图有所不同，因此可作为某些疾病的辅助诊断方法之一，如图6.4 所示。脑电图对癫痫、颅内占位性病变、颅脑损伤、脑血管病变、颅内炎症、血管紧张性头痛以及不明原因的晕厥可提供重要的诊断线索。

脑梗死和脑出血的急性期，脑电图可见弥散性异常，慢波增多，病侧半球较明显。

当大脑皮层有肿瘤时，由于肿瘤不发生电波，但脑瘤对周围组织有破坏作用，在检查时即可在脑瘤部位记录到周围损伤组织不正常的 θ 波或 δ 波，由此可以诊断脑瘤的大小和

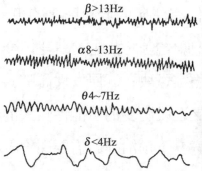
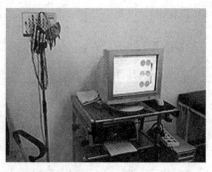

图 6.4 脑电图与脑电图检查仪

（图片来源：http：//baike. so. com/doc/5333381-5568816. html；http：//
www. a-hospital. com/w/%E8%84%91%E7%94%B5%E5%9B%BE）

部位。此外，脑血管病与脑肿瘤用脑电图进行鉴别诊断也很
有帮助，脑肿瘤患者脑电图的异常日渐加重，而脑血管病者
则恰恰相反。

脑血管病急性期，90%脑电图出现异常，主要是慢波增
多，尤其是病灶侧更明显。

蛛网膜下腔出血的脑电图，由于动静脉畸形主要发生于
大脑半球表面，可因脑血液循环障碍，而发生局限性或半球
性异常，有时对侧亦可发生异常，随着病情的好转，慢波的
波幅减低，频率增快。

脑梗死发生后的数小时，就可有局灶性慢波出现，而常
在数周后改善或消失。急性缺血性脑血管病损害，以大脑中
动脉为最多见，故局灶性改变主要在颞叶。如果是短暂性脑

缺血发作，在发作期间脑电图可无异常。部分病人在发作期可能出现脑电图异常，这类病人较易发生脑梗死。

无论是脑梗死或是轻度脑出血，主要表现为局限性慢波增多。如果病灶广泛引起脑干受压时，可引起两侧弥散性慢波。如果病灶小或者位置较深，脑电图可无异常。

观察脑电图变化，对判断预后也有重要价值，如果临床症状逐渐好转，脑电图异常改变逐渐减少或消失，则表示预后较好；如果临床症状无明显好转，且脑电图呈进行加重改变，则表示预后不良。

脑电图对诊断脑部疾病有一定的参考价值，但受到多种条件的限制，故大多数情况下，需要结合患者的症状、体征以及其他实验检查或辅助检查来综合分析。

（6）脑血管造影

脑血管造影是 20 世纪 90 年代以来广泛应用于临床的一种 X 线检查新技术，先选一入路动脉，通过右股动脉放置一动脉鞘。通过该动脉鞘管选用不同导管，在导丝引导下，选进所要显示的动脉，注入含碘造影剂。对造影剂所经过的血管轨迹连续摄片，通过电子计算机辅助成像即为脑血管数字减影造影（DSA）。DSA 不但能清楚地显示颈内动脉、椎-基底动脉、颅内大血管及大脑半球的血管图像，还可测定动脉的血流量，所以，已被应用于脑血管病检查，特别是对于动脉瘤、动静脉畸形等定性定位诊断，如图 6.5 所示。其不但能提供病变的确切部位，而且对病变的范围及严重程度也可清楚地了解，为手术提供较可靠的客观依据。另外，对于缺血性脑血管病，也有较高的诊断价值。DSA 可以清楚地显示动脉管腔狭窄、闭塞以及侧枝循环建立情况等，对于脑出血和蛛网膜下腔出血，可进一步查明导致出血的病因，如动脉瘤、动静脉畸形和动静脉瘘等。DSA 对脑血管病的诊断，不失为一种行之有效的诊断方法。

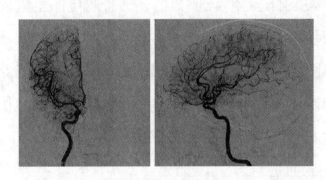

图 6.5 脑血管造影

（图片来源：http://www.360doc.com/content/13/0125/22/145879_262416221.shtml）

脑血管造影可以具体了解血管的形态学变化，如走行、分布、移位、粗细及循环时间的变化等。最终确定病灶是血管本身，还是颅内其他部位病变引起血管变化。脑血管造影适用于：①颅内血管性疾病，如颅内动脉瘤、动静脉畸形、动静脉瘘、动脉栓塞等；②颅内占位性病变，如颅内肿瘤、脓肿、囊肿、血肿等；③颅脑外伤引起的脑外血肿；④手术后观察手术效果及脑血循环状态。

（7）核素扫描

核素扫描是利用放射性核素作为示踪剂，通过显像仪器显示和拍摄进入人体内的放射性核素的分布图，以诊断某些疾病的一种同位素检查方法，是 20 世纪 50 年代以后迅速发展起来的现代医学重要诊断技术之一。现已广泛用于各种肿瘤和转移灶的探测和性质鉴别、冠状动脉硬化性心脏病的诊断和病变显示、心功能测定、局部脑血流、脑功能受体功能和密度的测定以及肺栓塞诊断等，是目前核医学的主要内容，如图 6.6 所示。

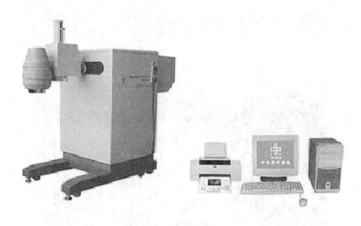

图 6.6　核素扫描装置

对于冠心病、充血性心力衰竭、动脉粥样硬化及肺梗死等疾病的诊断均有较大价值。还可用于缺血性脑血管病变、脑瘤、脑血肿、脑囊性变、脑水肿、脑动静脉畸形、血管性转移灶、早期脑膜炎、脑炎，尤其是单纯疱疹病毒性脑病毒性脑炎及慢性或亚急性硬膜下血肿的诊断，以及脑梗死、静脉窦栓塞、脑卒中、早老性痴呆、癫痫和震颤麻痹等的诊断。

（8）颈头部核磁共振血管式成像检查

颈头部核磁共振血管式成像检查是近年来得到快速发展且比较成熟的血管成像技术，已经成为用于诊断和排除血管病变的常用手段，如图 6.7 所示。在不用任何造影剂的情况下显示动脉瘤、血管狭窄和闭塞、动-静脉畸形等多种病变。该技术是目前唯一的无辐射危害、无创、快捷、敏感性高的脑血管造影技术。它无需注入对比剂，能使病人避免接受射线辐射，能清晰显示血管的变异和异常。

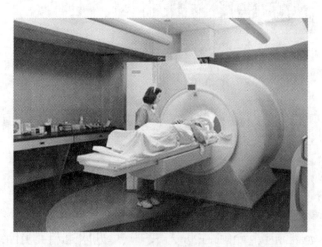

图 6.7　颈头部核磁共振血管式成像检查装置

血管造影虽然是目前脑血管疾病诊断的"金标准"，但其具有创伤性、风险较大且费用高，不适宜作为脑血管疾病的首选诊断方法，但可作为治疗的首选方法。核磁共振血管式成像检查在临床中则充分展示了其优势，例如病变显示不受颅骨影响，可同时显示双侧颈动脉、椎-基底动脉系统和Willis 环，有利于观察颅内动脉供血全貌，并进行两侧血管对比，这是血管造影技术难以做到的。

（9）超声波检查

超声波因为频率超过了人耳的听觉范围，所以叫超声波。超声波检查是利用超声波在人体内传播时，通过示波屏显示体内各种器官和组织对超声的反射和减弱规律来诊断疾病的一种方法。超声波具有较好的方向性，当在人体内传播时，遇到密度不同的组织和器官，即会有反射、折射和吸收等现象的发生。根据示波屏上显示的回波的距离、强弱和多少，以及衰减是否明显，可以显示体内某些脏器的活动功能，并能确切地鉴别出组织器官是否含有液体或气体，或为实质性组织。

超声波是一种先进的医疗技术，它的方向性较好，是医生常用的一种诊断方法。超声波分为 A 型（示波）法、B 型（成像）法、M 型（超声心动图）法、扇型（两维超声心动图）法和多普勒超声波法等。

A 型（示波）法较常用，从示波上的波幅、波数、波的先后次序等，来判断有无异常病变。在诊断脑血肿、脑瘤、囊肿等方面比较可靠。

B 型（成像）法最常用，可得到人体内脏各种切面图形，对颅脑、眼球及眼眶、腹腔内大血管疾病（如腹主动脉瘤、下腔静脉栓塞）、颈部及四肢大血管疾病的诊断，均甚有效。图形直观清晰，容易发现较小病变。

M 型（超声心动图）法是根据体内心脏等结构活动，记录其与胸壁间的回声距离变化曲线，从这种曲线图上，可清晰认出心壁、室间隔、心腔、瓣膜等特征。常同时加入心电图、心音图显示记录，用以诊断多种心脏病。

扇型（两维超声心动图）法可得到心脏各种切面图像，并可观察到心脏收缩和舒张期的不同表现，由于它看到的图形比较全面，诊断范围大大超过了 M 型法，并且更为细致和确切。

经颅多普勒是借助脉冲多普勒技术和 2 MHz 发射频率，使超声声束得以穿透颅骨较薄部位，直接描记脑底动脉血流的多普勒信号，以获取脑底动脉的血流动力学参数，来反映脑血管功能状态。由于该技术是无创伤地穿透颅骨，具有操作简便、重复性好的优点，可以对病人进行连续、长期的动态观察。此外，它可以提供多种常规影像技术检测不到的重要血液动力学资料。因此，经颅多普勒技术在评价、鉴别和诊断脑血管疾病方面有着重要的意义。

经颅多普勒技术用于心脑血管疾病的检查，可用于：①诊断颅内血管阻塞病；②诊断颅外血管阻塞病变合并颈总动脉压迫试验，以了解侧支循环是否良好；③评价颅外血管病对颅内血流速度的影响；④诊断与追踪探测颈内动脉夹层动脉瘤；⑤探测与鉴定静脉畸形的供血动脉；⑥评价 Willis 环侧支循环能力；⑦诊断颅内其他血管病，如颅底异常血管网症、动脉瘤、血管性痴呆、低血流量脑梗死等。

（10）CT 检查

CT 检查是现代比较先进的医学扫描检查的一种，主要针对扫描人体大脑的情况。

颅脑外伤、脑梗死、脑肿瘤、先天畸形等，是 CT 检查应用最早的人体系统。CT 检查诊断急性脑血管疾病如高血压脑出血、蛛网膜下腔出血、脑动脉瘤及动静脉畸形破裂出血、脑梗死等有很高的价值，急性出血可考虑作为首选检查，急性脑梗死特别是发病 6 小时内者，CT 不如 MRI 敏感。CT 检查还可用于心包肿瘤、心包积液等的诊断，急性主动脉夹层动脉瘤 CT 有肯定的诊断意义，特别是增强扫描具有特征性表现，并可做定性诊断。

第三节 现代心脑血管疾病的治疗手段 已不能满足人类的需要

3.1 外科手术

外科手术即用物理的方法清除血栓或切除血栓部分的血

管，再用塑料管取代。这种方法要求的条件复杂，费用高，而且手术后易再栓塞。

（1）心脏搭桥手术

冠心病的冠状动脉狭窄多呈节段性分布，且主要位于冠状动脉的近中段部分，远端大多正常。冠状动脉搭桥术，就是用血管替代品或取病人自身的血管（如胸廓内动脉、下肢的大隐静脉等），在冠状动脉狭窄的近端和远端之间建立一条通道，使血液绕过狭窄区域而到达远端，就如同在江河上架了一座桥梁使公路变得畅通无阻，从而改善心肌血液供应，达到提高患者生活质量及延长患者寿命的目的，如图6.8所示。

然而，心脏搭桥手术风险很多，和病人的年龄、身体状况都有关，也和选择的手术方法有关。心脏搭桥手术的风险有：重要脏器功能不全或衰竭的可能、急性心肌梗死的可能和心律失常的可能等。

（2）心脏支架手术

心脏支架是心脏介入手术中常用的医疗器械，具有疏通动脉血管的作用。治疗时，先将一个极细的导管通过血管伸到动脉狭窄的部位，再用一个可充盈的胶皮球将狭窄部位撑开，然后将动脉支架撑在已被扩张的动脉狭窄处，再撤出导管，支架就留在了已被扩张的狭窄血管部位，如图6.9所示。支架是将堵塞或即将堵塞的血管撑开、疏通，然而并不

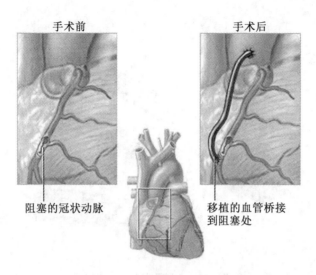

图 6.8　心脏搭桥手术原理

（图片来源：http：//baike.so.com/doc/474194-502114.html）

能认为通过支架手术，冠心病、心肌梗死就治好了。严格来说，支架手术不是治疗方法，而只是一种急救措施，所以进行支架手术是为了争取更多的治疗时间，认为放了支架后就万事大吉的想法是极为错误的。

　　此外，支架放进去、血管撑起来，并不等于这段血管或者这个部位不会再次发生狭窄或堵塞，也不等于冠心病就治好了。因为冠心病病人一般会有多处狭窄，而只能给心脏做1~2处支架手术，而其他部位要用药物抢时间治疗。为了防止撑起来的血管再次发生病变，同样需要服用药物控制冠心病的危险因素。

　　（3）血栓动脉内膜摘除术

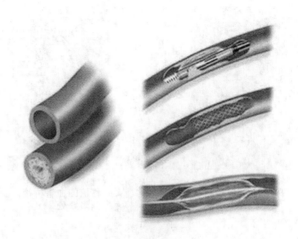

图 6.9　心脏支架手术原理

（图片来源：http://baike.so.com/doc/5380528-5616802.html）

血栓动脉内膜摘除术仅适用于局限性无名动脉或颈动脉分叉处狭窄，血管远端管腔正常，而且又有足够长度，允许钳闭和进行血栓内膜摘除操作者。

（4）外科手术疗法的缺点

外科手术要求的条件复杂，费用高，而且手术后易再栓塞。心脏搭桥手术的风险有：重要脏器功能不全或衰竭的可能、急性心肌梗死的可能和心律失常的可能等。支架手术仅仅是一种急救措施，并非治疗方法，有复发的可能。欧美医学界大量数据研究认为，"内支架不能降低冠心病的死亡率和猝死的发生率，甚至对病情更加不利。"胡大一教授也指出："不要滥用支架。"美国介入医学会主席阿普尔盖特教授表示：希望 50 年后的美国介入医生不再是管道工，理想的境界应当是在上游和整体血管解决冠心病问题，而不是仅仅修修补补。

3.2　中西药保守疗法

中西药保守疗法即让患者长期服用抗凝剂，减低凝血倾向。这种方法通常与其他方法结合作为辅助治疗，有中药保守疗法和西药保守疗法。

（1）西药保守疗法

西医抗栓疗法中，抗血小板药、抗凝剂和溶栓剂的使用是抗栓治疗的重要策略。由于在动脉血栓形成的过程中，血小板具有重要作用，临床常应用阿司匹林、氯吡格雷、西洛他唑等减少动脉血栓的发生，如图 6.10 所示。普通肝素、低分子量肝素和华法林等抗凝剂主要针对静脉血栓的血液瘀滞和高凝状态。血栓一旦形成，溶栓药物的应用也是重要环节。

尽管抗血小板治疗的疗效已得到公认，但存在的问题仍不容忽视。一方面，药物引起的出血，特别是肠胃出血、脑出血不容忽视。另一方面，部分人群存在对抗血小板药物有不良反应或治疗失败的现象，5.5%～61%的人群存在对阿司匹林失效，4%～30%的缺血性血管疾病患者未能从氯吡格雷抗血小板治疗中获益。据统计，5%～60%的患者会产生阿司

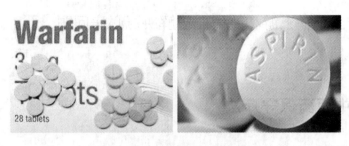

图 6.10 华法林和阿司匹林

匹林抵抗，因而增加了重大血管事件发生的危险性。而接受氯吡格雷治疗期间，1%～3%的患者仍会发生亚急性支架内血栓。这类患者联合应用其他抗血小板药物或替代用药会进一步加重出血风险，所以也不是理想的方法。又如组织型纤维蛋白溶酶原激活剂及其突变体虽然疗效好，但价格昂贵；其他来源的纤溶酶原激活剂虽价格较低，但大多属于非人源的，抗原性较强。

（2）中药保守疗法

中医认为，益气活血、化瘀祛湿为防止血栓形成的治疗原则。有研究认为，活血化瘀药物具有增加血流量、减少血栓形成、有效抑制血小板聚集、改善血液高凝状态以及修复血管内皮细胞的功能。近年来，许多中药复方、有效成分及单体已被证实具有较好的抗血栓作用，许多集中在活血化瘀类方药。

如以活血化瘀中药为主要成分的中成药，有临床常用的以丹参为主要成分的丹参片及复方丹参注射液；临床常用的血塞通注射液或软胶囊是由从中药三七中提取的有效活性成分三七总皂苷制成的，广泛用于治疗心血管系统疾病；银杏叶是近年来研究开发较多的心血管类药物，临床常用的杏丁注射液（银杏达莫注射液），就是从银杏中提取的有效成分，是由银杏黄酮苷、萜类（银杏内酯和白果内酯）及双嘧达莫组成的一种复方制剂。

此外，还有黄酮类、生物碱类、有机酸类以及其他中药提取物，具有从多方面抑制血小板的功能。黄酮类化合物具有多种生物活性，它在抑制血小板功能的同时，还具有抗凝血的作用。例如，红花黄素可拮抗血小板活化因子，抑制血小板黏附、聚集及 Ca^{2+} 向血小板内流，抑制血小板活化，缓解血栓形成，提高血浆组织型纤溶酶原激活剂活性，发挥抗凝作用。生物碱是一类重要的天然含氮有机化合物，既具有抗血小板的作用，又能从多环节抑制血栓形成。例如，川芎嗪既能抑制血小板体内外聚集，又能减轻血管内皮细胞的损伤和凋亡，降低全血高切比黏度，从而改善血液流变性。阿魏酸是阿魏、川芎、升麻和当归等中药中的有效成分之一，能有效抑制血小板聚集，抑制羟色胺和血栓素样物质的释放以及血栓素合成酶的活性，使前列腺素和血栓素的比例升高，发挥抗血栓作用，如图 6.11 所示。

中药的化学成分复杂，在血栓性疾病的防治中表现出多

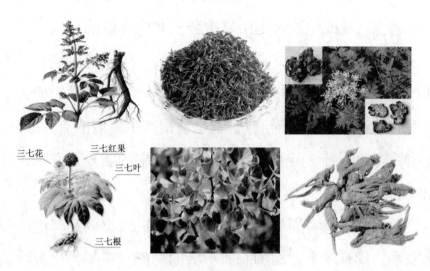

图6.11 由上到下，由左到右依次为丹参、红花、川芎、三七、银杏、当归

环节、多靶点的特点，但针对性不强，各个靶向的作用强度较难评价，虽然其不良反应少，但往往作用较弱，药物产生临床疗效时，需要较高的剂量。目前，尚没有一种中药的抗血小板作用机制研究得像阿司匹林和氯吡格雷一样明确，因而，也不可能存在明确的量效关系用以指导临床用药。

（3）保健品辅助疗法

保健品含有一定的功效成分，能调节人体的机能，适用于特定的人群。但保健品不能直接用于治疗疾病，它仅能作为人体机理调节剂和营养补充剂。在美国，心脏病、心肌梗死、高血压、糖尿病等疾病近年来发病率极高，尤其是百病之源的肥胖症已成为美国当今社会急需解决的问题。在此形势下，用食品防治疾病已逐步成为各国民众的健身手段，而中药保健食品在防治疾病方面具有较多的优势，因此，随着社会的发展，中药保健食品的发展越来越受到世界各国人民的重视，社会的发展必将促进中药保健食品业的进步。

辅酶 Q10 是一种脂溶性抗氧化剂，是人类生命活动不可缺少的一种重要元素，能激活人体细胞，具有提高人体免疫力、增强抗氧化、延缓衰老和增强人体活力等功能，我国医学上广泛将其用于心血管系统疾病，国外广泛将其用于营养保健品及食品添加剂。

深海鱼油是从深海鱼类动物体中提炼出来的不饱和脂肪成分，富含 EPA（二十碳五烯酸）和 DHA（二十碳六烯酸）。EPA 有保持血管通畅的作用，能预防血栓的产生，从而阻止中风或心肌梗死的发生，并能清除血液中所堆积的脂肪，从而预防动脉硬化及阻止末梢血管阻塞的发生。DHA 是大脑细胞形成、发育和运作不可缺少的物质基础，可以促进和协调神经回路的传导作用，以维持脑部细胞的正常运作，老年人补充 DHA 有助于活跃思维，预防老年痴呆。

蜂胶是蜜蜂从植物的树芽和树皮等部位采集树脂，再混以蜜蜂的舌腺、蜡腺等腺体分泌物，经蜜蜂加工转化而成的一种具有芳香气味的胶状物质。其中含有 70 多种黄酮类化合物，占蜂胶的 4.13%。治疗冠心病有效的许多中草药都含有黄酮类化合物，而且具有活血化瘀作用的中药，也多半含有黄酮类化合物。例如，蜂胶中的槲皮素就有扩张冠状血管、降低血脂、降血压和抗血小板聚集等作用；芦丁即芸香甙，有类似维生素 P 的作用，即软化血管、增强毛细血管的通透性以及降低胆固醇，因此对防治心脑血管硬化很有帮助。

但是，保健品不能直接用于治疗疾病，而仅仅是预防疾病或者辅助治疗的一种措施。

第四节　现代心脑血管疾病治疗药物引发的副作用

4.1　降压药

降压药（Antihypertensive Drugs）又称抗高血压药，是一类能控制血压、用于治疗高血压的药物。降压药主要通过影响交感神经系统、肾素-血管紧张素-醛固酮系统和内皮素系统等对血压的生理调节起重要作用的系统而发挥降压效应。分为以下 5 类：

①利尿降压药：a. 噻嗪类，如氢氯噻嗪等；b. 潴钾利尿剂，如氨苯蝶啶、阿米洛利等；c. 醛固酮拮抗剂，如螺内酯等；d. 袢利尿剂，如呋塞米等。

②交感神经抑制药：a. 中枢性降压药，如可乐定、利美尼定等；b. 神经节阻断药，如樟磺咪芬等；c. 去甲肾上腺

素能神经末梢阻断药，如利血平、胍乙啶等；d. 肾上腺素受体阻断药，如普萘洛尔等。

③肾素-血管紧张素系统抑制药：a. 血管紧张素转换酶（ACE）抑制药，如培哚普利（长效）、卡托普利（短效）等；b. 血管紧张素Ⅱ受体阻断药，如氯沙坦、坎地沙坦等；c. 肾素抑制药，如雷米克林等。

④钙拮抗药：a. 二氢吡啶类，如硝苯地平（短效）、左旋氨氯地平（长效）等；b. 非二氢吡啶类，如地尔硫卓，维拉帕米等。

⑤血管扩张药：如肼屈嗪和硝普钠等。

俗话说"是药三分毒"，降压药在控制血压的同时，也会产生一些可能对我们身体不利的作用。比如利尿药氢氯噻嗪会导致血钾降低、尿酸升高；ACEI 类药物（如卡托普利）可能会引起咳嗽、血管性水肿；钙拮抗剂也可能会引起头痛、水肿、面色潮红等。那么患者该怎么看待这些不良反应呢？一来不要被说明书上的不良反应条目吓坏了而不敢吃药进而耽误了病情，二来对出现的不良反应不要置之不理，应记下自己的感受，必要时或复诊时告知医生，请医生从专业的角度帮你调整治疗方案。

4.2 降脂药

降脂药是指降低血脂水平的药物。在临床上常用的降脂药物有很多，归纳起来大体上可分为五大类。

（1）他汀类

他汀类药物即三甲基戊二酰辅酶 A（HMG-CoA）还原酶抑制剂，即胆固醇生物合成酶抑制剂，是细胞内胆固醇合成限速酶，为目前临床上应用最广泛的一类调脂药物。由于这类药物的英文名称均含有"statin"，故常简称为他汀类。

现已有 5 种他汀类药物可供临床选用：①阿托伐他汀（atorvastatin），常见药为辉瑞的立普妥、阿乐；②洛伐他汀（lovastatin），常见药物有美降之、罗华宁、洛特、洛之特等，血脂康的主要成分也是洛伐他汀；③辛伐他汀（simvastatin），常见药物为舒降之、理舒达、京必舒新、泽之浩、苏之、辛可等；④普伐他汀（pravastatin），常用药有普拉固、美百乐镇；⑤氟伐他汀（fluvastatin），常见药有来适可。

该类药物最常见的不良反应主要是轻度胃肠反应、头痛。与其他降脂药物合用时可能出现肌肉毒性。

（2）贝特类

贝特类药物的主要适应症为：高甘油三酯血症或以甘油三酯升高为主的混合型高脂血症。目前临床应用的贝特类药物，主要有环丙贝特、苯扎贝特、非诺贝特及吉非贝齐。据临床实践，这些药物可有效降低甘油三酯 22%~43%，而降低 TC 仅为 6%~15%，且有不同程度升高高密度脂蛋白的作用。该药常见的不良反应为胃肠反应、恶心、腹泻，严重者可导致肝损害。

（3）烟酸类

烟酸类药物属 B 族维生素，当用量超过其作为维生素作用的剂量时，可有明显的降脂作用。该类药物的适用范围较广，可用于除纯合子型家族性高胆固醇血症，及 I 型高脂蛋白血症以外的任何类型高脂血症。但是，该药的速释制剂不良反应大，我们一般不单独应用。对于烟酸的降脂作用机制，目前医学界尚不十分明确。缓释制剂不良反应大大减少，主要为颜面潮红。

（4）胆酸螯合剂

胆酸螯合剂也称为胆酸隔置剂。有考来烯胺（Cholestyramine），常用药物有降胆宁。该药常见的不良反应为胃肠反应、恶心、便秘或腹泻，肠梗阻或头痛等。

（5）胆固醇吸收抑制剂

胆固醇吸收抑制剂主要通过抑制肠道内饮食和胆汁中胆固醇的吸收，来达到降低血脂的目的。目前，该类药物上市很少。

4.3 抗血栓药物

目前，根据血栓的形成特点，已经开发出了很多对抗血栓的新药，既有抑制血栓形成和抑制血小板聚集类药物，又有溶解血栓类药物。

（1）抑制血栓形成的药物

血栓形成，是血浆中的各种凝血因子相继被酶解激活，最终形成纤维蛋白凝块的过程。以凝血过程中某些凝血酶作为药物作用的靶标，通过抑制或破坏这些靶物质的活性，既可以破坏凝血过程，又能抑制血液凝固和血栓形成。这类药物包括肝素、低分子量肝素、重组水蛭素-来匹卢定和阿加曲班等。

普通肝素：与抗凝血酶Ⅲ结合使其暴露出精氨酸反应中心，与活化的凝血因子结合并使其灭活，主要灭活Ⅱa和Ⅹa因子。分子量为 3000～30000Da，平均为 13000～15000Da。当 1 次给予 100、400 或 800U/kg 时，半衰期分别为 1h、2.5h 和 5h，需按体重给药。

低分子量肝素：有较强的抗凝血因子Ⅹa 作用，而对抗凝血因子 Ⅱa 较弱。分子量为 1000～10000Da，平均为 5000Da，半衰期为 6～8h，经肾脏排泄。

重组水蛭素-来匹卢定：是从医用水蛭的唾液中提取出来、含 65 个氨基酸、分子量约为 7000Da、非可逆性的直接凝血酶抑制剂。半衰期为 60～90min，经肾脏排泄，如图6.12 所示。

阿加曲班：是以 L-精氨酸为基础合成的小分子拮抗剂，可与凝血酶的催化部位可逆性结合。半衰期为 40～50min，

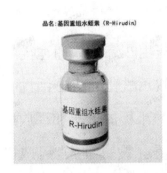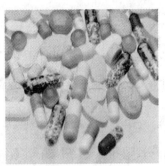

图 6.12　水蛭素和抗血栓药物

经肝脏代谢。

　　华法林：是一种较为经典的抗血栓药物，主要通过干扰凝血因子Ⅱ、Ⅶ、Ⅸ、Ⅹ和蛋白 C、蛋白 S 的羧基化，使新合成的因子失去生物功能，从而达到抗凝、抑制血栓形成的作用。由于华法林并非直接作用于已存在的凝血因子，因而起效缓慢，需服药几天才能达到一定的治疗效果。此外，华法林没有明确的药物靶标，因而它的抗凝活性难以预测，必须通过检测国际标准化比值来调整服药剂量。用量较少时，达不到治疗效果，用量超标时，则会引起出血现象。

　　（2）抑制血小板聚集的药物

　　血小板的粘附和聚集，在血栓的形成过程中占有重要的地位。因此，抑制血小板的粘附和聚集，对于预防和治疗血栓性疾病非常重要。抑制血小板聚集的药物主要通过抑制血小板的粘附、释放、聚集和活化而起到抗血栓效应。这类药

物包括抑制血栓素 A_2 生成、二磷酸腺苷受体拮抗剂、提高 cAMP 浓度的药物等。

①阿司匹林：能使血小板花生四烯酸代谢途径中的环氧化酶活性部位的第 529 位丝氨酸乙酰化后失去活性，进而抑制血栓素 A_2 的生成，从而阻止血小板的聚集和释放反应。

②噻吩吡啶类，如氯吡格雷（彼立维），可选择性、不可逆地与血小板膜表面的 ADP 受体结合，从而阻断 ADP 对腺苷酸环化酶的抑制作用，继而促进环磷酸腺苷依赖的舒血管物质刺激磷酸蛋白的磷酸化，抑制 ADP 介导的 GP Ⅱb/Ⅲa 受体活化和血小板聚集。

③双嘧达莫（潘生丁），是磷酸二酯酶抑制剂，通过抑制磷酸二酯酶，升高 cAMP 浓度，抑制血小板聚集。

（3）溶解血栓药物

溶栓药物的主要作用机制是直接或间接激活纤维蛋白溶酶原，使其转变为纤维蛋白溶酶，即纤溶酶，纤溶酶能溶解血栓中的纤维蛋白，从而溶解血栓。它能使堵塞的血管再度通畅，所以在治疗心肌梗死和脑梗死中受到极大程度的重视。传统的溶栓药物包括尿激酶、蚓激酶、链激酶和蝮蛇激酶等，这些药物疗效显著、价廉易得，临床上已得到广泛的应用。1988 年第四届国际心脏病学代表大会上，有专家提出，溶栓疗法是当前降低心肌梗死病人死亡率的唯一治疗方法。但由于这些药物较易引起出血并发症，对血液、心血管、皮肤、精神、泌尿等系统造成不良反应，因此，研究人员一直致力于研发能克服这些缺点的新型溶栓药物，图 6.13 为传统的溶栓药物。

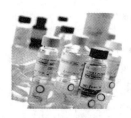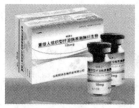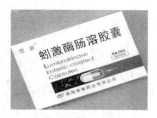

图 6.13 传统的溶栓药物

近年来，随着对抗血栓药物的大力研究和开发，市场上不断出现抗血栓形成、抑制血小板活性和溶解血栓的药物，为血栓病的治疗和预防打下了坚实的基础。

第一代：以尿激酶和链激酶为代表，主要优势是溶栓效果较好，但是具有价格昂贵、纤溶特异性差和易引发全身纤溶等副作用的缺点，并伴有严重的出血症状。

①链激酶，是从 β 溶血性链球菌培养液中提取出来的一种蛋白激酶纯制品，不能直接激活纤溶酶原，而是以 1：1 的比例与纤溶酶原形成复合物，再催化纤溶酶原转变为活性的纤溶酶。但链激酶具有抗原性，易引起全身纤溶亢进，现已少用或用前给予激素。

②尿激酶：是从人尿液或肾细胞培养液中提取的一种丝氨酸蛋白酶，可直接激活纤溶酶原，无抗原性，但特异性

差，可同时降解纤维蛋白原诱发全身纤溶状态。

第二代：针对第一代溶栓剂溶栓特异性差、会引起全身性内出血的缺点，学者研究出了第二代溶栓剂。第二代溶栓剂在各自溶栓性能上有所差异，但具有纤维蛋白特异性，引起的出血副作用小。第二代溶栓剂主要有：组织型纤溶酶原激活剂（t-pA）、基因重组葡激酶（rSAK）、单链尿激酶型纤溶酶原激活剂（seu-PA）和以纳豆激酶、蚓激酶等为代表的一些具有较高纤溶能力的蛋白激酶和多肽。

①组织型纤溶酶原激活物 21（t-PA），是血管内皮细胞产生的一种重要的抗血栓物质，是一种单链丝氨酸蛋白酶，由 517 个氨基酸组成，可选择性激活与纤维蛋白相结合的纤溶酶原，降解纤维蛋白，从而溶解血栓。目前主要采用基因工程的手段获得。

②重组人组织型纤溶酶原激活物（阿替普酶）：一种通过基因重组技术生产的纤溶酶原激活物，可消化局部纤维蛋白凝块。在肝脏中能迅速被消除，也可被血液中纤溶酶原激活剂抑制物-Ⅰ所灭活，其半衰期约为 5min。

③尿激酶原：是尿激酶的无活性状态，可由人体肾细胞或中国田鼠卵细胞培养得到，是带糖基的天然尿激酶原，也可用重组大肠杆菌生产不带糖基的尿激酶原。在体内蛋白酶的作用下，该酶可由单链变成双链尿激酶。其本身在

正常状态时为钝化状态，当有血块存在时，可选择性地激活与纤维蛋白结合的纤溶酶原，使之成为纤溶酶，从而溶解血栓。

④葡激酶（SAK）25：一种由金黄色葡萄球菌产生的多肽，对纤维蛋白特异性高，免疫原性低，不引起变态反应，也无其他副作用。

第三代：为提高溶栓剂的特异性，半衰期及溶栓效率，人们应用现代分子生物学技术，对第一代和第二代溶栓剂进行改进，得到了各方面效能有较大提高的新型溶栓剂，多为t-PA突变体。

①瑞替普酶：于1999年获FDA批准，是t-PA的突变体，用于治疗急性心肌梗死，半衰期为13~16 min，无抗原性。

②替奈普酶：是t-PA的3个位点的突变体，半衰期为15~19 min，其抗α2-抗纤溶酶的活性有所提高，且具有纤维蛋白特异性，也无抗原性，给药方便简捷，可用于心肌梗死患者入院前治疗。

③去氨普酶：是从南美吸血蝙蝠唾液中分离的一种纤溶酶原激活物，是一种天然溶栓药物，可利用基因重组技术在哺乳动物细胞中获得，溶栓能力与t-PA相同，但有更高的纤维蛋白结合的特异性，半衰期为2.8h，有抗原性。

第三代溶血栓药物虽然具有半衰期长、副作用小的特点，但大多仍处于实验室研究阶段，且成本高、价格昂贵，大多数患者消费不起。如由江苏吴中公司生产的瑞替普酶拟定为 4000 元/套，这一价格对普通家庭来说还是相当昂贵的。因此，目前急需开发成本低的溶血栓药物，将产品的价格降低到老百姓用得起的水平。

☞ **本章参考文献**

1. 国家"十五"攻关"冠心病、脑卒中综合危险度评估及干预方案的研究"课题组．国人缺血性心血管病发病危险的评估方法及简易评估工具的开发研究［J］.中华心血管病杂志，2003（12）：16-24.

2. 龚海璞．血管病变早期检测技术的新认识［C］//浙江省医学会心电生理与起搏分会.2007 年浙江省心电生理与起搏学术年会论文汇编.浙江省医学会心电生理与起搏分会：2007：1.

3. 陈虹，黄琼芳，韩全水，等．体检人群动脉硬化早期检测的临床分析［J］.职业与健康，2009，25（13）：1430-1432.

4. 王兰，朱宪，马为，贾佳，等．重视无症状型心脑血管疾病的预防［J］.中国全科医学，2010，13（8）：876-877.

5. 刘力生．中国高血压防治指南 2010［J］.中华高血压杂志，2011，19（8）：701-743.

6. 何玲，王佐伟．3239 人体检高血压、高血糖、高血脂情况调查分析［J］.当代医学，2013，19（2）：8-10.

7. 周凤英．高血压和高血脂的相关性分析［J］.临床医药实践，

2010, 19 (4)：154-156.

8. 许丽萍，柳毅．高脂血症的防治 [J]．中国医药指南，2013, 11 (9)：793-794.

9. 刘晓倩，李素云，张玉梅．常用人体测量指标对高血糖的筛查价值探讨 [J]．卫生研究，2012, 41 (6)：986-991+1008.

10. 丁小琼，陈爱芳．老年人高血压、高血糖、高血脂的相关性分析 [J]．中国医药指南，2012, 10 (15)：508-509+513.

11. 王秀明，李志武，孙冀兵，等．凝血四项检测分析前标本采集处理及影响因素 [J]．河北医药，2013, 35 (14)：2187-2190.

12. 吴秀继，唐爱国，邓碧兰，等．凝血四项及 AT-Ⅲ、D-二聚体在肝硬化患者中的变化及临床意义 [J]．国际检验医学杂志，2014, 35 (6)：755-756.

13. 林宛华，李春月，张贺晔．医学影像技术在心脑血管疾病诊断和预防中的应用 [J]．生物产业技术，2014 (5)：20-23.

14. 康熙雄．心脑血管疾病诊断与治疗领域的检测指标和特色 [J]．实用检验医师杂志，2015, 7 (2)：65-69.

15. 王圣军，马函．复合磁共振成像技术在缺血性脑血管疾病诊断中的应用价值 [J]．现代医药卫生，2016, 32 (3)：435-437.

16. 韩新生，裴丽红，许予明．CTA、MRA 及 DSA 在脑血管疾病患者临床诊断中的意义 [J]．中国实验诊断学，2014, 18 (1)：33-36.

17. 王少勃，张俊义，王建军，等．不同手术方法治疗缺血性脑血管疾病的临床价值［J］.世界最新医学信息文摘，2016，16（14）：90+97.

18. 卢超贤．心脑血管疾病的药物应用现状分析［J］.中西医结合心血管病电子杂志，2014，2（7）：63-64.

19. 魏铁力．心脑血管疾病常用药物探秘［C］//全国中医药科研与教学改革研讨会论文集.中华中医药学会、中华中医药杂志社，2002：2.

20. 冯变玲，杨世民，张抗怀，等．心脑血管疾病用药与药物不良反应间的关联关系［J］.中国新药与临床杂志，2011，30（1）：75-78.

21. 黄烨，陈可冀，殷惠军．血栓形成与中药防治［J］.医学综述，2010，16（9）：1410-1413.

22. 李素燕，从玉文，毛秉智．抗血栓药物的研究进展［J］.国外医学：药学分册，2006，33（6）：428-431.

23. 张立夏．抗血栓药物概况［J］.中国医药指南，2012，10（15）：454-456.

24. 唐利，向毅，杜潇，等．抗血栓药物临床应用研究进展［J］.心血管病学进展，2016，37（6）：672-677.

25. 吴丹明，张立魁．溶栓药物分类及合理应用［J］.中国实用外科杂志，2011，31（12）：1136-1137.

26. 余巧燕，孙晋民．溶栓药物的研究进展［J］.医学理论与实践，2009，22（1）：30-33.

27. 王涛，方唯一. 药物支架时代的抗血小板治疗策略 ［J］. 中华现代内科学杂志，2007（5）：404-406.

28. 缘督. 安不安支架 2 招来判断 ［J］. 中国老年，2011（5）：55-55.

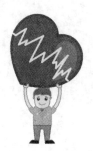

第七章

枯草杆菌纤溶酶

——征服心脑血管疾病的新希望

第一节 枯草杆菌纤溶酶药物开发背景

全球每年因心脑血管疾病死亡人数已经超过 1200 万，我国每年死于心脑血管疾病人数接近 500 万。心脑血管疾病已经成为人类健康的"头号杀手"，血栓形成是其主要诱因，而血栓中主要支撑结构为交联纤维蛋白，溶栓药物主要通过降解纤维蛋白溶解血栓。因此，要治疗心脑血管疾病，溶栓是关键。目前，市场上针对心脑血管疾病的药物主要包括降血压药物、降血脂药物、抗血栓药物、溶血栓药物，这 4 类药物只有溶栓药物具有溶解血栓的功效。表 7.1 比较了临床上这 4 类药物在溶栓功效方面的缺陷。

表 7.1　　　　　　市场上 4 类心脑血管疾病药物的缺陷

药物类别	功效、机理	溶栓	缺陷
降血压	1. 扩张血管； 2. 利尿； 3. 抑制交感神经； 4. 抑制血管紧张素	无	西药化学药品，长期服用毒副作用巨大，易导致血管爆裂
降血脂	1. 降总胆固醇； 2. 降甘油三酯	无	

续表

药物类别	功效、机理	溶栓	缺陷
抗血栓	1. 抑制血小板聚集； 2. 抑制凝血因子	无	西药化学药品，毒副作用大，对已形成血栓无作用
溶血栓	1. 激活纤溶酶原，间接溶栓； 2. 溶解纤维蛋白，直接溶栓	有	蛋白药物，目前市场上主要为急救注射用药，药效时间短，易导致内出血，价格昂贵

目前，市场上溶栓产品主要分为两大类，一类是以尿激酶、链激酶和 tPA（组织型纤溶酶原激活剂）为代表的间接溶栓药物，通过激活体内纤溶酶原转化为纤溶酶发挥溶栓功效，具有导致内出血毒副作用，且体内半衰期只能以分钟计算。链激酶和尿激酶作为第一代溶栓药物的代表，其中链激酶是由 β 型溶血性链球菌培养液中获得的一种外源性纤溶酶原激活剂，其具有廉价、有效的优点。但是，由于链激酶来源于细菌，其存在抗原性，临床使用时需要有合适的剂量且存在个体差异，容易引起全身纤溶症状。尿激酶是由健康人体尿液中提取的一种纤溶酶，是一种纤溶酶原激活因子；尿激酶可以迅速溶解血栓，但是存在价格较高、半衰期短、易引起出血等缺点。第二代溶栓药物，如重组尿激酶、组织型纤溶酶原激活剂（t-PA）、纳豆激酶、重组葡激酶等，它们具有纤维蛋白的选择性，能特异性地作用于血栓相关的蛋白，因而具有更高的安全性，溶血毒副作用低，但是依然具有降解纤维蛋白特异性差、成本高、半衰期短、需连续

用药等缺点。另一类是以从蚯蚓中提取的蚓激酶和从蛇毒中提取的溶纤酶为代表的纤溶酶类蛋白，可以直接溶解血栓中的纤维蛋白，但是特异性过低，毒副作用过大，应用范围较小。这两类溶栓药物都属于急救注射用药，不能普及，对于心脑血管疾病的长期预防和治疗不能起到根本作用。因此，市场上缺乏一种适合口服使用，安全有效，易于普及，可达到预防和治疗心脑血管疾病双重功效的溶栓蛋白药物。

第二节　新型口服溶栓药物
——枯草杆菌纤溶酶

针对以血栓为主的心脑血管疾病来说，溶解血栓再通血管是关键。但是，目前市场上临床应用的药物只有溶栓药具有溶解血栓的功效，且由于其药效时间过短，全为急救注射用药。而对于慢性发展的心脑血管疾病来说很难普及使用。因此，市场上缺乏一种适合可口服使用且安全有效的心脑血管疾病的预防和治疗药物。近年来，随着枯草杆菌纤溶酶的发现和持续研究，其作为口服药物开发，被认为是征服心脑血管疾病的新希望。表7.2列举了枯草杆菌纤溶酶与目前市场上溶栓药物相比的优势。

表 7.2　　　　枯草杆菌纤溶酶与目前市场上溶栓药物相比的优势

药物类别	药物名称	来源	溶栓机理	优缺点
间接溶栓	尿激酶	尿液	激活体内纤溶酶原转化为纤溶酶，通过纤溶酶降解血栓中纤维蛋白间接发挥溶栓功效	①特异性差，易导致内出血；②药物半衰期为 5~15min；③价格昂贵；④目前市场上主要应用；⑤不能普及使用
	链激酶	溶血性链球菌		
	r-tPA	重组蛋白		
直接溶栓	溶纤酶	蛇毒	降解血栓中纤维蛋白，直接溶栓	①无特异性；②毒副作用大，易致内出血；③市场应用较少
	蚓激酶	蚯蚓		
直接溶栓为主间接溶栓为辅	枯草杆菌纤溶酶	枯草杆菌	1. 直接降解纤维蛋白，靶向溶栓；2. 辅助溶栓；①激活纤溶酶原转化为纤溶酶；②激活纤溶酶原激活剂；③激活尿激酶原转为尿激酶；④抑制纤溶酶原激活剂抑制剂	①与血栓中交联纤维蛋白特异性结合；②靶向综合高效溶栓；③体内有效作用时间长，超过 16 小时；④来源于枯草芽孢杆菌，无毒副作用；⑤口服用药，易于普及；⑥制备成本低；⑦急待市场开发

　　枯草杆菌纤溶酶是由枯草芽孢杆菌表达分泌的一类丝氨酸蛋白酶，对纤维蛋白具有特异性的高效降解功效，且基本来源于食品（如豆豉、纳豆等），具有可靠的安全性，被认为是最具药物开发价值的天然溶栓药物。目前，发现枯草杆菌纤溶酶有 Subtilis NAT、Subtilis QK、Subtilis A1、Subtilis DEF、Subtilis DJ-4、Subtilis BK-17、Subtilis 168 等。其中枯草杆菌纤溶酶 Subtilis NAT 英文名称为 Nattokinase，中文名称

为纳豆激酶。枯草杆菌纤溶酶 Subtilis QK，中文名为枯草杆菌纤溶酶，是由上千株菌株中发现的一株枯草芽孢杆菌 Bacillus subtilis QK 发酵产生的。

第三节 纳豆与纳豆激酶

相关资料表明，2014 年，日本男女平均寿命创日本历史新高，其中男性平均寿命为 80.5 岁，女性平均寿命为 86.83 岁。究其原因，最重要的是在于长期食用长寿食物纳豆，纳豆一直是日本国民膳食结构的主要成分，被认为是日本人长寿的"秘方"，如图 7.1 所示。纳豆的制作简单易学，具有独特的风味，深受日本人民的喜爱。在韩国和美国等国家，利用"纳豆食疗法"预防心脑血管病也已有 30 多年的历史。

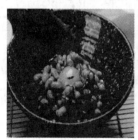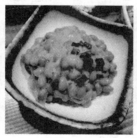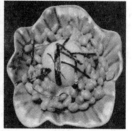

图 7.1 日本纳豆

纳豆虽然在日本具有上千年的食用历史，但是起源于中国。纳豆是由黄豆通过纳豆菌（枯草芽孢杆菌的一个亚种）

发酵制成的豆制品，有黏性，气味较臭，味道微甜，不仅保有黄豆的营养价值，更重要的是发酵过程产生了多种生理活性物质，具有溶解体内纤维蛋白及其他调节生理机能的保健作用，纳豆激酶就是其中最重要的生物活性蛋白酶类物质，可以通过降解血栓中的纤维蛋白发挥溶栓功效。

1980 年在芝加哥做访问学者的须见洋行博士有一个很偶然的灵感：溶解血栓最大的困难是分解其中的纤维蛋白，黄豆（大豆）中纤维蛋白含量高，而纳豆的发酵过程恰恰是纤维蛋白的发酵过程，那么血栓的溶解我们是否可以从中借鉴到什么呢？

须见洋行博士通过多种实验，从中提取了纳豆菌在发酵时用来分解纤维蛋白的功效物质，然后在某天下午两点半钟把该物质放入人造血栓中。通常情况下，溶栓物质（尿激酶）溶解一个规格在 2 厘米的人造血栓需要 18~20 个小时，但是当天下午五点半钟将要离开实验室的须见洋行博士出于职业习惯去查看了一下装有纳豆提取物质和人工血栓的培养皿，他惊奇地发现血栓有明显的变化，纳豆中真的含有高效的溶栓物质——纳豆激酶。

由于纳豆激酶是第一个被发现的枯草杆菌纤溶酶，围绕其开展发表的研究论文目前已经有 5000 余篇，其在心脑血管疾病的预防和治疗领域的溶栓功效和安全性已经毋庸置疑。血管损伤诱导小鼠血管狭窄产生血栓的试验同样证明，灌胃小鼠含有纳豆激酶的纳豆提取物可以抑制血管的进一步狭窄，从而发挥溶解血栓的功效。Lee 等人证明灌胃大鼠纳豆激酶可以溶解血管内因 $FeCl_3$ 诱导产生的血栓，并且可以改变血流状态、加快血流速度。Xu 等人同样研究证明灌胃大鼠纳豆激酶胶囊可以溶解血管内 κ-Carrageenan 诱导产生的血栓，并且显著提高血液中 FDPs（纤维蛋白/原降解产物）和 D-Dimer（D-二聚体）含量。Jang 等人的研究证明，通过损伤诱导兔子颈动脉形成血栓，灌胃兔子含有纳豆激酶的纳豆可以预防血栓的形成。

Sumi 等人（1996）通过纳豆激酶胶囊犬口服试验证明，可以通过口服方式发挥溶解血栓的功效；同时人口服纳豆激酶胶囊 2~8 小时后可以显著缩短优球蛋白溶解时间，提升优球蛋白纤溶活性，连续口服 8 天后显著提高 FDPs 水平。Yuko 等人通过 12 位健康的志愿者口服纳豆激酶胶囊试验证明，单次口服纳豆激酶就可以改善血液中的凝血/纤溶系统相关指标，表现在提高体内血液中的纤溶指标，例如缩短优球蛋白溶解时间、提高 FDPs 和 D-Dimer 含量等，证明人体可以通过口服纳豆激酶的方式达到溶解血栓和预防血栓的功效。此外，研究结果证明：口服纳豆激酶在高血压的治疗和预防方面也有很好的功效。在纳豆激酶安全性方面，Lampe 等人（2016）通过系统性试验发现，通过 90 天连续服用纳豆激酶胶囊（服用量达到 1000 mg/kg），没有发现副反应和其他不良反应，再次证明了口服纳豆激酶的安全性。由于纳豆激酶的分子量较小，可被肠道吸收，且纤溶活性作用效果高效、持久，研究证实其溶栓活性为纤溶酶的 19 倍，在体内的半衰期长达 8~12 小时。纳豆激酶作为一种高效溶栓剂，今后应加大研究力度，推广其应用。纳豆激酶作为一种降血栓的药物，因其高效、半衰期长、安全、可口服等特性，具有广阔的应用前景，受到越来越多的关注。因此，纳豆激酶在溶栓功效、安全性等方面的综合优势，被认为在心脑血管疾病新药开发方面具有巨大的发展前景。

第四节　枯草杆菌纤溶酶

如前所述，枯草芽孢杆菌纤溶酶，中文名为枯草杆菌纤溶酶，是从上千株菌株中发现的一株枯草芽孢杆菌 *Bacillus Subtilis* 发酵产生的。通过试验证明，枯草杆菌纤溶酶与纳豆激酶具有相似的溶栓机理，但它在溶栓活性、体内有效作用时间和制备成本方面却具有更强的优势。

4.1　枯草杆菌纤溶酶溶栓特征

枯草杆菌纤溶酶基因由 1149 个碱基对构成，编码氨基酸序列的包括 106 个氨基酸组成的信号肽和 275 个氨基酸组成的成熟 QK 蛋白酶。枯草杆菌纤溶酶是一种单链多肽酶，其分子量为 28kD，等电点在 8.5 左右，在 pH 7.0 左右范围内都具有较高的活性，并且对酸性条件具有很强的耐受作用。其活性中心位于 Asp-32、His-64 及 Ser-221，底物结合位点在 Ser-125、Leu-126 及 Gly-127，其对血液纤维蛋白底物 Boc-Val-Leu-Lys-pNA 具有很高的活性。研究表明，在经过多个冻融循环后，仍保持 97% 的酶活力，说明反复冻融对枯草杆菌纤溶酶活性影响不大。枯草杆菌纤溶酶在温度高于 65℃ 时，活性迅速降低；对多种有机溶剂有一定的耐受能力，且能经受住洗涤剂的处理。经丝氨酸蛋白酶抑制剂 PMSF 处理后，基本没有活性，证明其为一种丝氨酸蛋白酶。

枯草杆菌纤溶酶与交联纤维蛋白具有更强的亲和性，可以通过特异性直接溶解血栓中交联纤维蛋白瓦解血栓；可以激活组织型纤溶酶原激活剂间接发挥溶栓功效；也可以激活尿激酶原转化为尿激酶间接发挥溶栓功效；还可以抑制纤溶酶原激活剂抑制剂激发纤溶系统，从而达到瓦解血栓的功效，并且纳豆激酶溶栓功效显著强于体内自身的纤溶酶。此外，枯草杆菌纤溶酶还可以通过抑制血小板的聚集，降低血液中纤维蛋白原、凝血因子 VII 和 VIII 的积累，从而达到预防血栓形成的功效。进一步研究证明，枯草杆菌纤溶酶具有与纳豆激酶同样的纤维蛋白水解特征，并且小鼠试验证明其具有强于尿激酶的溶栓效果。此外，体外和体内试验证明枯草杆菌纤溶酶具有抗氧化保护血管内皮细胞的功效，血管内皮保护功效对于心脑血管疾病的预防和治疗具有重要作用。

此外，围绕枯草杆菌纤溶酶开发的功能性食品在市场销售多年，通过跟踪客户使用情况，表 7.3 列出了其在心脑血管疾病改善和治疗方面的效果。通过成像检测颈动脉斑块，跟踪的 674 人中 589 人有所改善，有效率为 87.4%；对下肢静脉曲张、高血压、高血脂的有效率分别为 95.5%、84.9% 和 74.0%。D-二聚体作为血栓交联纤维蛋白的特异性降解产物，是跟踪溶栓药物效果的重要临床检测指标，共检测了 1178 人，其中 1081 人表现出阳性结果，有效率高达 91.8%，证明了枯草杆菌纤溶酶在溶栓方面的功效显著。

表 7.3　枯草杆菌纤溶酶在心脑血管疾病改善和治疗方面的效果

跟踪指标	人数	有效人数	有效率
颈动脉斑块	674	589	87.4%
下肢静脉曲张	133	127	95.5%
高血压	571	485	84.9%
高血脂	612	453	74.0%
D-二聚体	1178	1081	91.8%

4.2　枯草杆菌纤溶酶的核心优势

①枯草杆菌纤溶酶综合靶向溶栓。可直接靶向高效溶栓，亦可通过 4 种间接途径辅助溶栓，安全无毒副作用。

②口服枯草杆菌纤溶酶肠道易吸收。枯草杆菌纤溶酶属于小分子蛋白，具有超强的胰蛋白酶耐受性，可制成肠溶胶囊口服，易于肠道吸收。

③枯草杆菌纤溶酶具有超高的溶栓活性。溶栓活性超过1000 万 IU/g，远超过纳豆激酶的溶栓活性。

④枯草杆菌纤溶酶具有超长的体内有效作用时间。口服一次有效时间超过 16 小时，超过纳豆激酶的体内有效作用时间 6~12 小时。

⑤实现枯草杆菌纤溶酶的低成本批量制备和分离纯化。通过重组毕赤酵母工程菌株实现批量制备，并建立了简单高效、低成本的分离纯化工艺，制剂成药和稳定性良好，为后续新药开发和上市生产提供了强有力的成本和技术保障。

⑥属于市场急缺的口服溶栓药物。长期服用枯草杆菌纤溶酶可达到预防和治疗心脑血管疾病的双重功效，作为口服溶栓药物可弥补市场空白。

⑦市场证明枯草杆菌纤溶酶安全有效。它已经作为功能性食品在进入市场，客户反馈效果显著，无不良反应事件发生，客户坚持服用已经证明了其有效性和安全性。

☞ **本章参考文献**

1. 鲁艳莉，宁喜斌．血栓形成机理及溶血栓药物的研究进展
   [J]．食品研究与开发，2006（1）：169-172．

2. Peng Y, Yang X, Zhang Y. Microbial fibrinolytic enzymes: an overview of source, production, properties and thrombolytic activity in vivo [J]. Appl. Microbiol. Biotechnol., 2005, 69: 126-132.

3. Jackson S P. Arterial thrombosis-insidious, unpredictable and deadly [J]. Nat. Med., 2011, 17: 1423-1436.

4. 康彩练, 陈兆荣. 新型抗凝药物研究进展 [J]. 中国临床药理学杂志, 2012, 28 (8): 633-636.

5. Chavakis T, Pixley R A, Isordia-Salas I, et al. A novel antithrombotic role for high molecular weight kininogen as inhibitor of plasminogen activator inhibitor-1 function [J]. J. Biol. Chem., 2002, 277: 32677-32682.

6. Collen D, Lijnen H R. Tissue-type plasminogen activator: a historical perspective and personal account [J]. J. Thromb Haemost, 2004, 2: 541-546.

7. Duffe M J. Urokinase plasminogen activator and its inhibitor, PAI-1, as prognostic markers in breast cancer: from pilot to level 1 evidence studies [J]. Clin. Chem., 2002, 48: 1194-1197.

8. Collen D, Lijnen H R. Staphylokinase, a fibrin-specific plasminogen activator with therapeutic potential? [J]. Blood, 1994, 84: 680-686.

9. HM C, AL G, FS M. Immunological properties of the fibrinolytic enzyme (fibrolase) from southern copperhead (Agkistrodoncontortrixcontortrix) venom and its purification by

immunoaffinity chromatograph [J]. Toxicon, 1991, 29: 683-694.

10. MiharaaH, Sumi H, Yoneta T, et al. A novel fibrinolytic enzyme extracted from the earthworm Lumbricusrubellus [J]. Jpn. J. Physiol, 41: 461-472.

11. Tai M W, Sweet B V. Nattokinase for prevention of thrombosis [J]. Am. J. Health-Systph, 2006, 63: 1121-1123.

12. Dabbagh F, Negahdaripour M, Berenjian A, et al. Nattokinase: production and application [J]. Applied Microbiology and Biotechnology. Appl. Microbiol. Biot., 2014, 98: 9199-9206.

13. Sumi H, Hamada H, Tsushima H, et al. A novel fibrinolytic enzyme (nattokinase) in the vegetable cheese Natto; a typical and popular soybean food in the Japanese diet [J]. Experientia, 1987, 43: 1110-1111.

14. Ko J H, Yan J P, Zhu L, et al. Identification of two novel fibrinolytic enzymes from Bacillus subtilis QK02 [J]. Comp Biochem Physiol C Toxic Pharm, 2004, 137: 65-74.

15. Jeong Y K, Kim J H, Gal S W. Molecular cloning and characterization of the gene encoding a fibrinolytic enzyme from Bacillus subtilis, Strain A1 [J]. World J. Microbiol., Biotech., 2004, 20: 711-717.

16. Peng Y, Huang Q, Zhang R H, et al. Purification and characterization of a fibrinolytic enzyme produced by Bacillus

amyloliquefaciens DC-4 screened from douchi, a traditional Chinese soybean food [J]. Comp. Biochem. Physiol. B Biochem MolBiol, 2003, 134: 45-52.

17. Kim S H, Choi N S. Purification and characterization of subtilisin DJ-4 secreted by Bacillus sp. strain DJ-4 screened from Doen-Jang [J]. Biosci. Biotechnol. Biochem., 2000, 64: 1722-1725.

18. Yong K J, Park J U, Baek H, et al. Purification and biochemical characterization of a fibrinolytic enzyme from Bacillus subtilis BK-17 [J]. World J. Microbiol. Biotechnol, 2001, 17: 89-92.

19. Kho C W, Park S G, Cho S, et al. Confirmation of Vpr as a fibrinolytic enzyme present in extracellular proteins of Bacillus subtilis [J]. Protein Expr. Purif., 2005, 39: 1-7.

20. Yan F, Yan J, Sun W, et al. Thrombolytic effect of subtilisin QK on carrageenan induced thrombosis model in mice [J]. J. Thromb Thrombolysis, 2009, 28: 444-448.

21. Ko J, Yan J, Zhu L, Qi Y. Subtilisin QK, a fibrinolytic enzyme, inhibits the exogenous nitrite and hydrogen peroxide induced protein nitration, in vitro and in vivo [J]. J. Biochem. Mol. Biol., 2005, 38: 577-583.

22. Nakamura T, Yamagata Y, Ichishima E. Nucleotide sequence of the subtilisin NAT gene, aprN, of Bacillus subtilis (natto) [J]. Biosci. Biotechnol. Biochem., 1992, 56: 1869-1871.

23. Fujita M, Hong K, Ito Y, et al. Thrombolytic effect of nattokinase

on a chemically induced thrombosis model in rat ［J］. Biol. Pharm. Bull, 1995, 18: 1387-1391.

24. Fujita M, Ito Y, Hong K, et al. Characterization of nattokinase-degraded products from human fibrinogen or cross-linked fibrin ［J］. Fibrinolysis, 1995, 9: 157-164.

25. Sumi H, Banba T, Kishimoto N. Nattokinase : t-PA relating and blood circulating effects ［J］. Food Style 21, 2012, 16: 62-64.

26. 张利, 成子强, 李培锋, 等. 纳豆激酶溶血栓作用的研究 ［J］. 山东农业大学学报（自然科学版）, 2005, 36（4）: 625-631.

27. Sumi H, Banba T, Kishimoto N. Strong Pro-urokinase Activators Proved in Japanese Soybean Cheese Natto ［J］. Nippon Shokuhin Kagaku Kogaku Kaishi, 1996, 43: 1124-1127.

28. Urano T, Ihara H, Umemura K, et al. The profibrinolytic enzyme subtilisin NAT purified from Bacillus subtilis Cleaves and inactivates plasminogen activator inhibitor type 1 ［J］. J. Biol. Chem., 2001, 276: 24690-24696.

29. Fujita M, Nomura K, Hong K, et al. Purification and characterization of a strong fibrinolytic enzyme（nattokinase）in the vegetable cheese natto, a popular soybean fermented food in Japan ［J］. Biochem. Biophys. Res. Commun., 1993, 197: 1340-1347.

30. Chang C T, Fan M H, Kuo F C, Sung H Y. Potent fibrinolytic enzyme from a mutant of Bacillus subtilis IMR-NK1 ［J］. J. Agric.

Food Chem., 2000, 48: 3210-3216.

31. Jang J Y, Kim T S, Cai J, et al. Nattokinase improves blood flow by inhibiting platelet aggregation and thrombus formation [J]. Lab Anim. Res., 2013, 29: 221-225.

32. Hsia C H, Shen M C, Lin J S, et al. Nattokinase decreases plasma levels of fibrinogen, factor VII, and factor VIII in human subjects [J]. Nutr. Res., 2009, 29: 190-196.

33. Peng Y, Yang X, Zhang Y. Microbial fibrinolytic enzymes: an overview of source, production, properties, and thrombolytic activity in vivo [J]. Appl. Microbiol. Biotechnol., 2005, 69: 126-132.

34. Zheng L Z, Zuo Y Z, Liu G Z, et al. Construction of a 3D model of nattokinase, a novel fibrinolytic enzyme from Bacillus natto. A novel nucleophilic catalytic mechanism for nattokinase [J]. J. Mol. Graph. Model, 2005, 23: 373-380.

35. Kurosawa Y, Nirengi S, Homma T, et al. A single-dose of oral nattokinase potentiates thrombolysis and anti-coagulation profiles [J]. Sci. Rep., 2015, 5: 11601.

36. Lampe B J, English J C. Toxicological assessment of nattokinase derived from Bacillus subtilis var. natto [J]. Food Chem. Toxicol., 2016, 88: 87-99.

37. Ero M P, Ng C M, Mihailovski T, et al. A pilot study on the serum pharmacokinetics of nattokinase in humans following a

single, oral, daily dose ［J］. Altern. Ther. Health Med., 2013, 19：16-19.

38. 杨敏. 纳豆激酶粗提液抗血栓降血脂及抗氧化作用的研究［D］. 武汉：华中农业大学, 2013.

39. 程云. 纳豆激酶的酶学特性及其微胶囊的制备研究［D］. 哈尔滨：哈尔滨工业大学, 2015.

40. Nguyen T T, Quyen T D, Le H T. Cloning and enhancing production of a detergent- and organic-solvent-resistant nattokinase from Bacillus subtilis VTCC-DVN-12-01 by using an eight-protease-gene-deficient Bacillus subtilis WB800 ［J］. Microb. Cell Fact, 2013, 12：79.

41. Suzuki Y, Kondo K, Ichise H, et al. Dietary supplementation with fermented soybeans suppresses intimal thickening ［J］. Nutittion, 2003, 19：261-264.

42. Suzuki Y, Kondo K, Matsumoto Y, et al. Dietarysupplementation of fermented soybean, natto, suppresses intimal thickening and modulates the lysis of mural thrombi after endothelial injury in rat femoral artery ［J］. Life Sci., 2003, 73：1289-1298.

43. Lee D L, Hong S Y, Jang Y S, et al. The evaluation of antithrombotic and fibrinolytic activities of nattokinase from bacillus subtilisNatto ［J］. Physics Plasmas, 2012, 6：375-380.

44. Xu J, Du M, Yang X, et al. Thrombolytic effects in vivo of nattokinase in a carrageenan-induced rat model of thrombosis ［J］.

Acta Haematol, 2014, 132: 247-253.

45. Sumi H, Hamada H, Nakanishi K, et al. Enhancement of the fibrinolytic activity in plasma by oral administration of nattokinase [J]. Acta Haematol, 1990, 84: 139-143.

46. Kim J Y, Gum S N, Paik J K, et al. Effects of nattokinase on blood pressure: a randomized, controlled trial [J]. Hypertens Res., 2008, 31: 1583-1588.

47. Murakami K, Yamanaka N, Ohnishi K, et al. Inhibition of angiotensin I converting enzyme by subtilisin NAT (nattokinase) in natto, a Japanese traditional fermented food [J]. Food Fuct, 2012, 3: 674-678.

48. Fujita M, Ohnishi K, Takaoka S, et al. Antihypertensive effects of continuous oral administration of nattokinase and its fragmentsin spontaneously hypertensive rats [J]. Biol. Pharm. Bull, 2011, 34: 1696-1701.

附　录

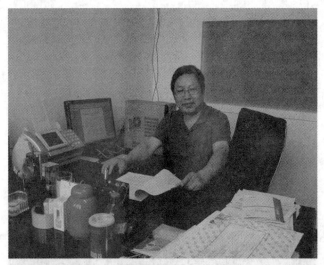

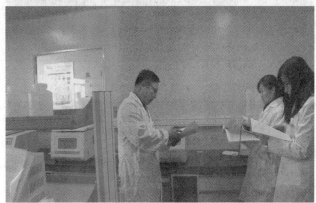

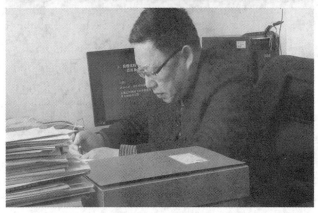

王业富教授工作时的照片

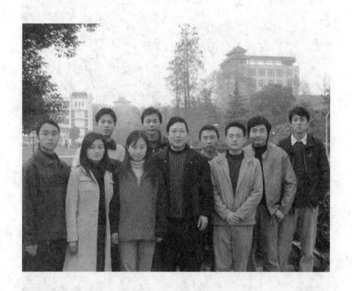

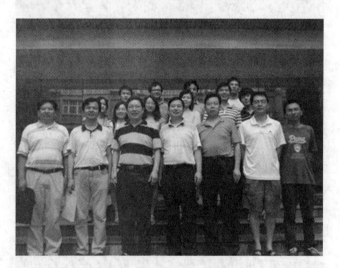

王业富教授与优秀学生合影照片

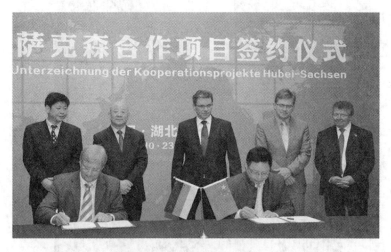

湖北省领导与德国萨克森州议长见证王业富教授与德国签署合作协议

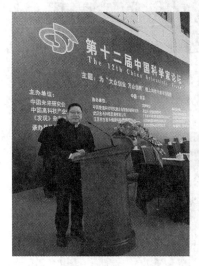

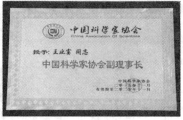

王业富教授受邀参加第十二届科学家论坛并被授予中国科学家协会副理事长

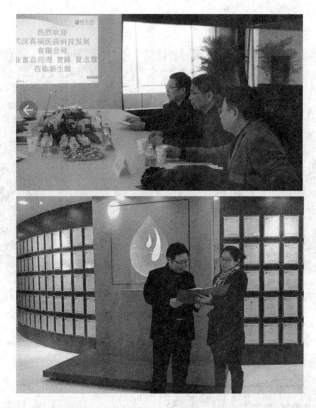

王业富教授考察上海张江生物医药园并被授予张江生物医药国际合作孵化平台特聘专家

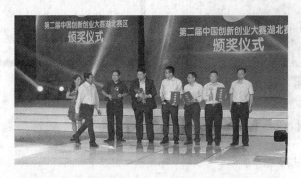

王业富教授参加第二届中国创新创业大赛并获得二等奖

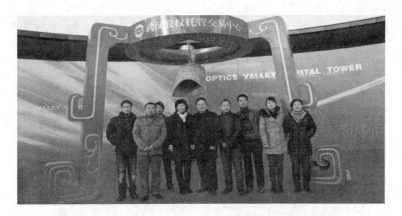

王业富教授创办的武汉真福医药在股权交易中心挂牌

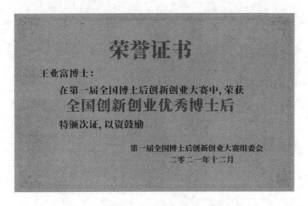

王业富教授荣获全国创新创业优秀博士后

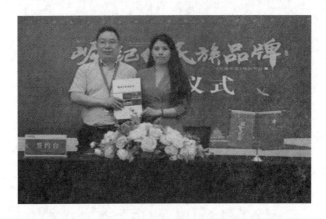

王业富教授与中央电视台综合频道大型信用企业访谈类节目《信用中国》进行签约仪式